U0137295

经方医学　大道至简

黄煌经方使用手册

黄煌 ◎ 编著

第4版

中国中医药出版社

·北京·

图书在版编目（CIP）数据

黄煌经方使用手册/黄煌编著. —4版. —北京：
中国中医药出版社，2020.5（2024.1重印）
ISBN 978-7-5132-5950-7

Ⅰ.①黄…　Ⅱ.①黄…　Ⅲ.①经方－临床应用－手册
Ⅳ.① R289.2-62

中国版本图书馆 CIP 数据核字（2019）第 279787 号

中国中医药出版社出版

北京经济技术开发区科创十三街 31 号院二区 8 号楼
邮政编码　100176
传真　010-64405721
山东临沂新华印刷物流集团有限责任公司印刷
各地新华书店经销

开本 787×1092　1/32　印张 11　字数 198 千字
2020 年 5 月第 4 版　2024 年 1 月第 8 次印刷
书号　ISBN 978-7-5132-5950-7

定价　55.00 元
网址　www.cptcm.com

服 务 热 线　010-64405510
购 书 热 线　010-89535836
维 权 打 假　010-64405753

微信服务号　zgzyycbs
微商城网址　https://kdt.im/LIdUGr
官 方 微 博　http://e.weibo.com/cptcm
天猫旗舰店网址　https://zgzyycbs.tmall.com

如有印装质量问题请与本社出版部联系（010-64405510）
版权专有　侵权必究

序 言

这本小册子问世已经 10 个年头了。10 年前，为了规范用药、方便查阅，我们把 40 多首常用经方的适用人群、病症和经典原文等，编印成一本 3 万字的口袋书，书名《经方使用手册》。这就是本书的雏形。

这本小册子内容实用简洁，很受年轻学生们的欢迎。经过反复斟酌补充调整后，我将书稿分别交由中德两家出版社出版，书名《黄煌经方使用手册》。2010 年 5 月，由德国 Andreas Kalg 先生翻译的本书德文版率先在慕尼黑出版发行；同年 8 月，中文版由中国中医药出版社出版发行。2011 年，人民卫生出版社出版了加拿大 Suzanne Robidoux 女士翻译的英文版。2012 年，韩文版由 OMNIHERB 出版社出版。10 年来，这本小册子的中文版已再版 3 次，重印 15 次，累计发行量已达 75000 册。收录的经方数由第 1 版的 66 首增加到第 3 版的 80 首，附录的个人经验方由 10 首增加到 14 首。内容也有较大的调整和补充。这次修订在第 3 版的基础上增加了白头翁汤、大半夏汤、大建中汤、茯苓饮、枳实薤白桂枝汤、薏苡附子败酱散、续命汤、温脾汤等 8 首经方以及补中益气汤、十全大补汤、六君子汤等 3 首后世名方。除此之外，还增添了个人经验方三黄四逆汤。全书共收录 91 首常用经方和 15 首附录方。本次修订的特色，是增加了800多项循证研究的结果，并将其作为附录统一用二维码呈现，便于读者参考。循证医学是医学的科学要求和发展动力，与循证医学结合是经方医学的优势。本书推荐适应证均标明循证医学证据强度，以期客观、准确地体现经方疗效。

本书的不断修订与发行数量的不断攀升，折射出经方生命力的顽强，也反映出当前中医界回归经典、重视临床的动向。经方是中华民族几千年来使用天然药物的经验结晶，也是中医学术的规范与标准，中医学的发展离不开经方。我们所做的工作，只不过是在这个主旋律上添加的一个音符而已。

对一门学科来说，标准就是生命。经方就是中医学的临床用药标准。经方应用标准制定得越精细、越实用，中医的临床疗效就越稳定，中医的生命力就越强，对人类的贡献就越大。一千八百多年前，张仲景就以其超人的智慧和勇气，撰写了《伤寒杂病论》，那是经方应用的经典标准。不过，这个标准还需要细化，需要拿出与当代的临床相衔接的配套方案，这就是我们编辑这本小册子的目的。由于经方的文献研究和临床研究尚待深入，经方临床的大数据尚未成熟，目前要拿出一套更为严密的经方应用标准是极其困难的。本手册仅仅是我们的一家之法，仅供参考，这绝非谦语。

本书从初稿到历次修订，都凝聚了我们经方研究团队的心血和智慧。此次修订，陆雁医师和夏豪天医师提供了经方循证情报，周小舟老师担任了面证图的绘制工作，这使得本版的面貌有了新的改观。可以说，我们是用心来编写这本手册的。我们都有一个心愿，那就是要抹去罩在经方上的灰尘，让这个中华文化瑰宝的光芒重新四射。经方必须走进现代，经方必须走进千家万户，经方应该也完全可以为当今人类的健康卫生事业服务。经方是惠民的医学！

南京中医药大学国际经方学院　黄煌

2019 年 11 月 1 日

编写说明

经方是经典方的简称，也是历代相传经验方的简称。经方是中华民族几千年应用天然药物的经验结晶，是中医的临床规范。古往今来，名医无不研究经典，擅用经方者无不成为临床高手。但是，经方的应用绝非易事。方证简略不详，现代应用范围不明，影响了经方的普及与推广。30多年来，本人专注于经方现代应用实践，积累了一些经验。这本小册子是本人使用经方的常规，经验性比较强。

本手册收集的处方以汉代医学典籍《伤寒论》《金匮要略》的经典方为主，少数后世的经验方因配伍严谨，疗效确切，且沿用日久，本人也经常使用，故一并收录其中。10余首本人的经验方其实是经方的合方或加减方，应用上虽有比较明确的范围，但不可与经方同列，故附录最后。

使用经方，首先是要熟悉【经典配方】和【经典方证】。这些记载在《伤寒论》《金匮要略》中的配方来源于千百年来上亿人的亲身尝试，配方用什么药物，每味药物用量多少，如何煎煮加工，如何服用，服后将有何反应等，古人都有严格的规定。而且经方有方必有证，这些经典原文是安全有效使用本方的临床证据，是中华民族几千年使用天然药物的经验结晶，也是经方应用的密码。要用好经方，原文是必须细读的。虽然经典原文的叙述比较简略，但真实质朴，是我们学习应用经方必须遵循的规范。

为了帮助读者应用经方，本手册将经典配方的用量做了换算。如为《伤寒论》《金匮要略》方，其推荐处方的用量原则是按经典配方一两等于 5g 换算后，并结合临床实际推荐。少数后世方则根据临床习惯用量推荐。【推荐处方】用量通常是成人一日用量，老人用量一般为成人量的 2/3，3～6 岁小儿用量为成人量的 1/3，6～12 岁为成人量的 1/2。由于用量问题非常复杂，涉及患者年龄、体质、气候、地域、疾病以及药材质量及加工、药物的配伍及剂型、服药方法等诸多因素，本手册的推荐处方用量只能供临床参考，应用时需斟情处理。使用某些含有附子、麻黄、细辛、大黄、芒硝等作用较强药物的经方，更应谨慎斟酌其用量。

本手册每首方条下的【方证提要】以及【适用人群】【适用病症】【加减与合方】【注意事项】等内容，都是对经方现代应用所做的通俗表述。

【方证提要】是《伤寒论》《金匮要略》原文的归纳，以及结合后世应用经验的补充，力求简洁、醒目、易记。

【适用人群】和【适用病症】是经典方证的现代表述。【适用人群】描述了该方适用人群在体型体貌、心理行为、发病趋同以及脉、腹、舌等方面的特征，具有望、闻、问、切的传统诊疗特色。为便于读者熟悉并记忆各方剂的表现特征，本书在部分方剂条目下配以面证参考图。【适用人群】的内容是安全使用本方的重要参照，特别是在慢性病临床应用本方以及长期服用本方时更具有重要的指导意义。

【适用病症】列举了该方相对适用的疾病名。对病用方，是保证疗效的前提。我们推荐首先要符合本方适用人群的特征，其次也可以基于循证医学的证据辨病使用本方。本书推荐适应证均标明循证医学证据强度，以期客观、准确地体现经方疗效。与现代医学相比，经方的循证研究起步较晚、规模较小，因此本书制定了不同于现代医学的证据强度标准。本书列举的适用病症，至少依据编者的临床经验和个案报道（C类证据，不予特殊标识）；有病例系列研究、单臂研究、回顾性研究证据者标识为B类推荐；有荟萃分析、前瞻性随机对照研究证据者标识为A类推荐（表1）。附录中列出A、B类证据的主要研究结果和所有参考文献。

本书循证医学证据强度标准

	临床经验、个案报道	系列病例、单臂研究、回顾性研究	荟萃分析、前瞻性随机对照研究
A 类	√	√	√
B 类	√	√	×
C 类	√	×	×

考虑到临床的复杂性，【加减与合方】介绍了常用的加减法。合方是两方或数方联合使用的治疗方法，其目的是适合病情错综复杂多变的需要，是经方临床的常用方法。合方的服用，可以同煎共服，也可以分煎分服。

【注意事项】这是有关安全用药以及有效用药上的注意点。一些经方应用后不良反应的临床报道虽然不多，甚至可能是个别现象，但也应该引起重视。

目　录

B

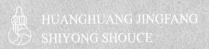

HUANGHUANG JINGFANG
SHIYONG SHOUCE

⓿⓿❶ 半夏厚朴汤

经典的情志病方，传统的理气化痰方，具有利咽喉、止呕吐、除胀满、止咳喘、定眩悸等功效。现代研究提示能抗焦虑、抗抑郁、镇静催眠、抑制咽喉反射、调节胃肠蠕动等。适用于以咽喉有异物感乃至躯体感觉异常、腹胀、恶心为特征的疾病。

【经典配方】 半夏一升，厚朴三两，茯苓四两，生姜五两，干苏叶二两。上五味，以水七升，煮取四升，分温四服，日三夜一服。(《金匮要略》)

【经典方证】 妇人咽中如有炙脔。(二十二)

注：经典方证中的阿拉伯数字是《伤寒论》原文的序号，中文数字是《金匮要略》原文所属篇的序号。全书同。

【推荐处方】 姜半夏或法半夏25g，茯苓20g，厚朴15g，干苏叶10g，生姜25g。以水1000mL，煮取汤液300mL，分3~4次温服。汤液呈淡褐色，稍辛辣。通常采用服3天停2天的方法。

【方证提要】 咽喉异物感，或口腔、鼻腔、胃肠道、皮肤等躯体的异常感觉者。

【适用人群】 形体中等，营养状况较好，毛发浓密，肤色

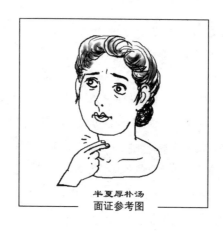

半夏厚朴汤
面证参考图

滋润或油腻，眨眼频繁，表情丰富，常眉头紧皱；话语滔滔不绝，表述细腻、怪异、夸张，不断地诉说躯体的不适感和异样感，咽喉异物感或黏痰多；舌质无明显异常或舌尖有红点，或边见齿痕，舌苔多黏腻；多疑多虑，大多有较长的求诊史，女性多见；有精神刺激、情感波动、烦劳等诱因。

【适用病症】首先推荐以下病症符合上述人群特征者使用本方，亦可基于循证医学证据辨病使用本方：

（1）以感觉异常为特征的多种神经症，如癔症球（B）[1][2]、舌觉异常、抑郁症、焦虑症、强迫症、恐惧症（B）[3]、慢性耳鸣（A）[4]、胃神经症、心脏神经症、神经性皮炎、神经性尿频、肠易激综合征、心因性勃起功能障碍等。亦有用于毒品戒断症状者（B）[5]。

（2）咽喉疾病，如咽炎、扁桃体炎、喉源性咳嗽、上气道闭塞（B）[6]、睡眠呼吸暂停[7][8]、声带水肿。

（3）以吞咽困难、呕吐、上腹胀为表现的疾病，如食管痉挛、膈肌痉挛[9]、脑血管意外后和帕金森病的吞咽困难（A）[10][11]、厌食症、神经性呕吐、周期性呕吐综合征[12]、化疗后呕吐、急慢性胃炎、胃下垂、功能性消化不良（B）[13][14]等。

（4）以胸闷咳嗽为表现的呼吸道疾病，如吸入性肺炎（A）[15][16]、胃食管反流症之咳痰喘及咽喉不适（A）[17]，以及慢性支气管炎、哮喘、气胸、胸腔积液等。

【加减与合方】

（1）腹胀、呕吐、恶心者，苏叶可改用苏梗 15g。

（2）如无生姜，可用干姜 10g 替代。

（3）胸闷、腹胀、四肢冷、便秘者，合四逆散。

（4）失眠、眩悸者，合温胆汤。

（5）焦虑失眠、腹胀满者，合栀子 15g，枳壳 15g，厚朴 15g。

【注意事项】

（1）适用本方者病情易反复，情绪易波动，须配合心理疏导。

（2）孕妇慎用。

（3）肾功能不全者慎用。

⑩⑩② 半夏泻心汤

经典的胃肠病方，传统的和胃降逆方，具有止呕、除痞、止利、除烦的功效。现代研究提示能调节胃肠运动、保护胃黏膜、抑制幽门螺杆菌、抗消化性溃疡等。适用于心下痞、呕吐、下利而烦的疾病。

【经典配方】半夏半升（洗），黄芩三两，干姜三两，人参三两，甘草（炙）三两，黄连一两，大枣十二枚（擘）。上七味，以水一斗，煮取六升，去滓，再煎取三升，温服一升，日三服。(《伤寒论》《金匮要略》)

【经典方证】伤寒五六日，呕而发热者……但（心下）满而不痛者，此为痞，柴胡不中与之。(149) 呕而肠鸣，心下痞者。(十七)

【推荐处方】姜半夏 15g，黄芩 15g，干姜 15g，党参 15g，炙甘草 10g，黄连 3~5g，红枣 20g。以水 1000mL，煮取汤液 300mL，分 2~3 次温服。

【方证提要】上腹部满闷不适，按之无抵抗，恶心，呕吐，腹泻，肠鸣，食欲不振者。

【适用人群】营养状况较好，焦虑神情，语速快，情绪急躁，眼睑充血，唇厚红或黯红，肿大或起皮；容易腹泻，或排

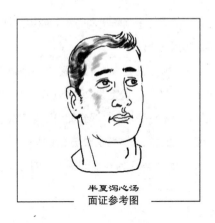

半夏泻心汤
面证参考图

便次数较多而量少，大便黏臭如泥，或深黄色或黑酱色；肛门口灼热、疼痛、坠胀，或出血等；舌苔黏腻，根部厚，或黄或白；易口腔黏膜溃疡、牙龈出血，口干苦黏，有口气；腹证见心下痞硬，有时可伴有轻度胃内振水音；生活没有规律（酗酒、抽烟、熬夜）的成年人多见；焦虑失眠者居多。

【适用病症】首先推荐以下病症符合上述人群特征者使用本方，亦可基于循证医学证据辨病使用本方：

（1）以上腹部满闷不适、恶心为表现的疾病，如功能性胃病、胃炎（A）[18]、胃及十二指肠溃疡、胃食管反流病（A）[19]及其所致咽喉炎（B）[20]、胆汁反流性胃炎、慢性胆囊炎等。

（2）以腹泻为表现的疾病，如醉酒呕吐或腹泻、慢性肠炎（B）[21]、消化不良、肠易激综合征（A）[22]、放射性肠炎（B）[23]

及化疗药物（A）[24][25]、抗肿瘤靶向药物（如伊马替尼[26]、阿法替尼[27]）所致腹泻（B）。

（3）以口腔溃疡为主要表现的疾病，包括化疗药物引起的口腔炎（A）[28][29][30]、放射性口腔炎（B）[23]、抗肿瘤靶向药物阿法替尼[27]、舒尼替尼[31]导致的口腔黏膜炎、口腔溃疡（A），亦用于麻醉插管后咽喉黏膜损伤所致咽痛（A）[32]。

（4）以睡眠障碍、焦虑为表现的疾病，如焦虑症、惊恐发作、眩晕症、心律失常等。

【注意事项】

（1）黄连用量不宜过大，过大会抑制食欲。

（2）甘草多用可能导致反酸、腹胀及浮肿等。

（3）日本有服用本方发生间质性肺炎[33]、肝功能损伤[34]的案例报道。

003 白虎汤

经典的阳明病方，传统的清气分热方，具有清热、解肌、除烦、止渴、止汗的功效。现代研究提示能解热、抗炎、镇静、降糖等。适用于以恶热、自汗、大渴、脉滑而厥为特征的疾病。

【经典配方】石膏一斤（碎），知母六两，甘草二两（炙），粳米六合。上四味，以水一斗，煮米熟，汤成，去滓。温服一升，日三服。(《伤寒论》)

【经典方证】伤寒，脉浮滑。(176)三阳合病，腹满身重，难以转侧，口不仁，面垢，谵语，遗尿；发汗则谵语。下之则额上生汗，手足逆冷。若自汗出者。(219)伤寒，脉滑而厥者。(350)

【推荐处方】生石膏30～120g，知母30～60g，生甘草10g，粳米50～100g。以水1100mL，先煎石膏30分钟，入他药，煮沸后调文火再煎煮30～40分钟，以米熟汤成为度。取汤液300mL，分2～3次温服。

【方证提要】恶热、自汗出、脉浮滑者。

【适用人群】体型中等或消瘦，神志大多清楚但烦躁；皮肤白皙湿润，汗出不止，随拭随出；高热，汗出不解，肌肤扪之如烙，恶热；口腔干燥，口渴感明显，喜冷饮，舌苔少津；腹部按之坚满，脉浮滑数或洪大。

【适用病症】首先推荐以下病症符合上述人群特征者使用本方，亦可基于循证医学证据辨病使用本方：

（1）以高热为表现的疾病，如乙脑、流脑、大叶性肺炎、流行性出血热、流感、猩红热等感染性疾病的极期。

（2）以新陈代谢亢进，脉滑数为表现的疾病，如甲亢、糖尿病（B）[35]等代谢病，亦用于中暑（A）[36]。

（3）出血性疾病，如血小板减少性紫癜、白血病等血液病。

（4）以口渴多汗为表现的疾病，如急性脊髓炎、急性感染性多发性神经炎、牙周炎、牙髓炎、灼口综合征[37]、男性迟发性性腺功能减退症[38]、血透患者的口渴管理（B）[39]、异动症、老年口干症（B）[40]、药物引起的口干（B）[41]及多汗（B）[42]等，亦用于眼病、皮肤病（异位性皮炎、湿疹）（B）[43][44][45][46]。

【加减与合方】

（1）消瘦、口渴、食欲不振者，加人参 10g。

（2）关节疼痛、汗出、怕风者，加桂枝 15g[47]。

（3）关节疼痛，口中黏，舌苔厚腻者，加苍术 15g。

（4）甲亢、肺炎、感冒等见多汗、脉滑者，合小柴胡汤。

（5）流感、肺炎等见项背强、烦躁者，合葛根汤。

（6）脑干脑炎、脊髓炎等见多汗、脉滑者，合续命汤。

（7）糖尿病、皮肤病、夏天感冒见腹泻、多汗、口渴者，合五苓散。

（8）银屑病、猩红热、发斑见舌红、皮肤红者，合犀角地黄汤。

（9）温热病神昏、苔厚黄者，合大承气汤、黄连解毒汤。

【注意事项】

（1）白虎汤证有不同的类型，临床不应被"白虎汤四大"（大热、大渴、汗大出、脉洪大）所局限。四大证不必悉具，但见一证便是。

（2）皮肤黯黑者、黄肿者、满面红光者慎用。脉沉细，口不干渴，恶寒无汗者，忌用。

（3）本方中粳米不可缺。"米熟汤成"是煎煮时间的标准。黏稠的米汤有助于石膏微细颗粒悬浮，增加汤中无机元素的含量。

ⓄⓄⒶ 白头翁汤

经典的厥阴病方，传统的清热解毒方，具有止血痢、解热毒、利肛肠的功效。现代研究提示能抗肿瘤、抗炎、抗菌、抗原虫真菌、调节免疫、促进肠道黏膜修复等。适用于里急后重、口干舌燥、脉滑数为特征的疾病。

【经典配方】白头翁二两，黄柏三两，黄连三两，秦皮三两。上四味，以水七升，煮取二升，去滓，温服一升，不愈，更服一升。(《伤寒论》《金匮要略》)

【经典方证】热利，下重者（371）。（十七）下利，欲饮水者。（373）

【推荐处方】白头翁 10g，黄柏 15g，黄连 15g，秦皮 15g。以水 1000mL，煮取 300mL，分 2 次服用。

【方证提要】热利下重，欲饮水者。

【适用人群】体格壮硕，面油腻，或消瘦而目睛有神，烦躁貌，唇黯红，眼睑充血；怕热多汗，睡眠障碍。口干欲饮，嘈杂易饥，口气重；腹泻，或便血，里急后重，肛门灼热，大便秽臭黏腻，腹皮灼热；小便淋漓涩痛，女性带下腥臭，或子宫出血黏稠；舌红苔厚，脉滑数。

【适用病症】首先推荐以下病症符合上述人群特征者使用

本方，亦可基于循证医学证据辨病使用木方：

（1）以泄泻、便血、里急后重为主要表现者，如细菌性痢疾、阿米巴痢疾、溃疡性结肠炎（A）[48][49]、放射性肠炎、痔疮出血、肛隐窝炎、结肠癌、直肠癌。

（2）以尿频、尿急、尿痛为主要表现者，如尿路感染、前列腺炎、尿道癌、膀胱癌、前列腺癌。

（3）以前阴分泌物量多、臭秽为表现者，如念珠菌性阴道炎、宫颈糜烂、盆腔炎、宫颈癌、血精等。

【加减与合方】

（1）产后下利出血羸瘦，加炙甘草10g，阿胶10g。

（2）食欲不振者，加人参10g或党参20g。

（3）腹痛，合黄芩汤。

（4）年老体弱的癌症患者，或同时化疗者，合薯蓣丸。

【注意事项】本方苦寒，食欲下降、恶心呕吐、胃内不适、贫血者慎用。

⑤ 补中益气汤

古代的内伤发热专方，传统的补气升阳方，具有退虚热、抗劳倦、止自汗、健脾胃的功效。现代研究提示能抗抑郁、保护神经、调节免疫、抗病毒、促进精子活力、减轻放射损伤等。适用于以反复发热、消瘦乏力、气短懒言为特征的疾病。

【原书配方】黄芪（劳役病热甚者一钱），甘草（炙，以上各五分），人参（去芦）、升麻、柴胡、橘皮、当归身（酒洗）、白术（以上各三分）。上件㕮咀，都作一服，水二盏，煎至一盏，去相，早饭后温服。如伤之重者，二服而愈，量轻重治之。（《内外伤辨惑论》）

【原书方证】脾胃之证，始得之则气高而喘，身热而烦，其脉洪大而头痛，或渴不止，皮肤不任风寒而生寒热。盖阴火上冲，则气高而喘、身烦热，为头痛，为渴，而脉洪大。脾胃之气下流，使谷气不得升浮，是生长之令不行，则无阳以护其荣卫，不任风寒，乃生寒热。

【推荐处方】黄芪15g，人参10g，白术10g，炙甘草5g，陈皮10g，当归10g，升麻10g，柴胡10g。以水1000mL，煮取300mL，分两次服用。现代也有丸剂及冲剂。

【方证提要】身热、烦躁、气短而口干、自汗、脉洪大而虚者。

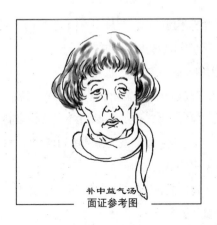

补中益气汤
面证参考图

【适用人群】面色萎黄呈贫血貌，体型瘦长或昔肥今瘦；自觉发热或恶风寒，全身倦怠感明显，精神不振，言语低微；或自汗，或内脏下垂，或子宫下垂，或脱肛，或腹泻，或便秘，或腹痛，或头痛，或昏晕，或视物不清，或浮肿，或小便不利等；口干，或吐白沫，饮食无味；腹平软，有轻微的胸胁苦满感；舌淡红，舌质嫩，苔薄白；脉弱或散大无力。

【适用病症】首先推荐以下病症符合上述人群特征者使用本方，亦可基于循证医学证据辨病使用本方：

（1）慢性疾病的整体虚弱状态，如慢性阻塞性肺疾病（A）[50][51]、脑血管意外后遗症期（A）[52]、老年体弱（A）[53]、多汗症、易感冒、失眠（B）[54]、功能性便秘（A）[55]、女性压力性尿失禁（B）[56]、尿道综合征（A）[57]，亦用于手术后免疫功能低下和营养不良（A）[58][59]、消化道手术后胃肠功能恢复（A）[60]、胃切除术后骨软化（B）[61]。

（2）脏器脱垂等肌肉筋膜松弛病态，如耳管开放症（B）[62]、呼吸睡眠暂停综合征（B）[63]、胃下垂、肾下垂（B）[64][65]、脱肛、痔疮、子宫脱垂（B）[66][67]、阴瘘、男性不育（A）[68][69]、男性性腺功能低下证候群（B）[70]，亦用于先兆流产[71]、产后子宫不缩，或临盆骨盆不开。

（3）用于慢性创面、愈合不良（A）[72]，亦用于预防带状疱疹后遗神经痛（A）[73]。

（4）体弱者伴有恶寒发热等流感样症状，如流行性感冒、干扰素不良反应[74]、多发关节痛[75]。

（5）免疫功能低下者发生的难治性感染，如结核病（A）[76][77]、禽分枝杆菌综合征（A）[78]、MRSA（A）[79][80][81]、慢性乙型[82]肝炎、慢性丙型肝炎（B）[83]、反复生殖器疱疹[84]。

（6）改善恶性肿瘤恶液质（B）[85][86]，协同肺癌、乳腺癌的化疗（A）[87][88][89]、抗肿瘤免疫治疗（A）[90]，可用于预防胃肠肿瘤手术应激和炎症状态（A）[91][92]，但无证据表明其可用于胃癌的术后辅助治疗（A）[93]。

（7）风湿病和变态反应疾病，如特异性皮炎（A）[94][95]、过敏性鼻炎（A）[96]、多发性肌炎[97]、蕈样肉芽肿[98]。

（8）精神疾患相关的乏力症状，如慢性疲劳综合征、抑郁症、眩晕症（A）[99]、精神分裂[100]等。

【加减与合方】

（1）溃疡日久，创面不敛，加肉桂 5～10g。

（2）咳嗽日久，短气者，加五味子 10g，麦门冬 20g。

（3）腹痛，加白芍 15g。

【注意事项】日本有服用本方引起肝损伤[101]和嗜酸细胞性胸膜炎[102]的案例报道。

C

006 柴胡加龙骨牡蛎汤

经典的少阳病方及情志病方，传统的和解安神方，具有除胸满、定烦惊、除谵语、轻身的功效。现代研究提示能抗抑郁、改善焦虑情绪、镇静、安眠、抗癫痫等。适用于以胸满、烦、惊、身重为特征的疾病。

【经典配方】柴胡四两，黄芩一两半，人参一两半，桂枝一两半（去皮），茯苓一两半，半夏二合半（洗），大黄二两，龙骨一两半，牡蛎一两半（熬），生姜一两半（切），大枣六枚（擘），铅丹一两半。上十二味，以水八升，煮取四升，内大黄，切如棋子，更煮一二沸，去滓。温服一升。(《伤寒论》)

【经典方证】伤寒八九日，下之，胸满烦惊，小便不利，谵语，一身尽重，不可转侧者（107）。

【推荐处方】柴胡15g，姜半夏10g，党参10g，黄芩10g，茯苓15g，桂枝10g或肉桂5g，龙骨10g，牡蛎10g，制大黄10g，生姜15g，红枣15g。以水1100mL，煮取汤液300mL，分2~3次温服。注：如便秘，用生大黄，后下。铅丹药房不备，现多不用。

【方证提要】胸满，脐部动悸，烦，惊，睡眠障碍，小便不利，谵语，身重难以转侧，苔黄腻，脉弦硬或滑而有力者。

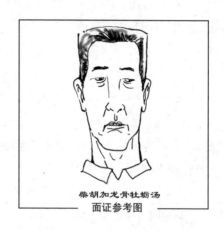

柴胡加龙骨牡蛎汤
面证参考图

【适用人群】体格中等或壮实，长脸居多，面色黄或白，缺乏光泽，表情淡漠，疲倦貌；性格偏于内向，自我评价差，叙述病情话语不多，语速慢，有精神压力过大、情感挫折、脑损伤等诱因；主诉以自觉症状为多，如睡眠障碍、疲劳感、怕冷、胸闷、心悸、头昏、耳鸣、不安、咽异感（B）[103]等，痛苦追忆性主诉较多；舌苔黄厚，大便多干结难解；腹力多偏强，两胁下按之有抵抗感或僵硬感，缺乏弹性，腹主动脉搏动明显；心率多偏快。

【适用病症】首先推荐以下病症符合上述人群特征者使用本方，亦可基于循证医学证据辨病使用本方：

（1）以精神障碍为表现的疾病，如糖皮质激素导致的失眠[104]、抑郁证[105]、恐惧症、精神分裂症、胃食管反流

（A）[106]、肠易激综合征。

（2）代谢综合征与心脑血管疾病，如高血压[107]、血脂紊乱[108]、冠状动脉粥样硬化性心脏病、脑动脉硬化症等。

（3）以动作异常为表现的神经系统疾病，如帕金森综合征、癫痫、小儿多动症、小儿脑瘫、眼睑痉挛[109]等。

（4）以认知障碍为表现的神经系统疾病，如脑损伤、神经性耳聋、老年性痴呆、脑萎缩、小儿大脑发育不良等。

（5）性激素异常相关的疾病，如性功能障碍[110]、闭经、更年期综合征、睾酮缺乏综合征（B）[111][112]、高泌乳素血症（A）[113]，亦有用于前列腺癌（B）[114]、改善精子质量（B）[115]，以及脱发、痤疮等。

（6）以惊恐动悸、身重水肿为表现的心脏病，如心脏神经症、心律失常、心功能不全等（B）[116][117]。

【加减与合方】

（1）烦躁、少腹部疼痛、便秘者，加桃仁15g，芒硝10g，炙甘草5g。

（2）脑梗死或烦躁失眠、舌紫、面黯红者，加赤芍15g，丹皮15g，桃仁15g。

（3）焦虑不安、胸闷腹胀者，加栀子15g，厚朴15g，枳壳15g。

（4）腹泻，消瘦，食欲不振者，去大黄，加炙甘草5g。

【注意事项】有些患者会出现腹泻腹痛，停药后即可缓解。

007 柴胡桂枝干姜汤

经典的治疟方和调和方，具有除烦、定悸、止渴、止汗、止利的功效。现代研究提示能抗身心疲劳、抗焦虑及抑郁、调节自主神经紊乱和血管异常痉挛、镇静、安眠、退热等。适用于以发热迁延不愈、胸腹动悸、口渴而食欲不振、腹泻等为特征的疾病。

【经典配方】柴胡半斤，桂枝三两（去皮），干姜二两，栝楼根四两，黄芩三两，牡蛎二两（熬），甘草二两（炙）。上七味，以水一斗二升，煮取六升，去滓，再煎取三升，温服一升，日三服。初服微烦，复服，汗出便愈。(《伤寒论》《金匮要略》)

【经典方证】伤寒五六日，已发汗而复下之，胸胁满微结，小便不利，渴而不呕，但头汗出，往来寒热，心烦者。（147）治疟寒多，微有热，或但寒不热。（四）

【推荐处方】柴胡20g，桂枝15g或肉桂10g，干姜10g，天花粉20g，黄芩15g，牡蛎10g，炙甘草10g。以水1100mL，煮取汤液300mL，分2～3次温服。

【方证提要】往来寒热、胸胁苦满、汗出、口渴、便溏、心烦者。

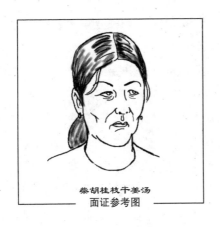

柴胡桂枝干姜汤
面证参考图

【适用人群】营养状况中等，憔悴貌，焦虑神情，如语速快，易口吃，眨眼频繁，眉头紧皱；易激惹、易脸红耳热，易胸闷，易紧张不安，心跳快；食欲一般，但进食无不适，无恶心呕吐；易腹泻或大便不成形，无黏液血液；口干，紧张疲劳时更严重，喝水不解渴；怕热，易出汗，头部、腋下、手脚心部位较多，紧张时严重；腹形多偏窄瘦，腹力偏弱，多伴腹主动脉搏动感；身体健康，但每日劳作，劳心劳力，精神疲劳加上肉体疲劳，出汗多，睡眠少，饮食无规律，精神高度紧张，工作时精神抖擞，下班后极度疲劳，多见于因过度疲劳、大量汗出而饮食无规律的中青年女性。

【适用病症】首先推荐以下病症符合上述人群特征者使用本方，亦可基于循证医学证据辨病使用本方：

（1）迁延反复、时发时止的发热性疾病，如感冒、疟疾、不明原因低烧不退。

（2）以胸闷咳嗽为表现的疾病，如胸膜炎、肺结核、肺门淋巴炎、肺炎、支气管炎、支气管哮喘等。

（3）以腹泻为表现的疾病，如慢性肝炎、早期肝硬化、慢性胆囊炎、慢性胃炎、消化性溃疡、肠易激综合征等。

（4）以心悸多汗为表现的疾病，如焦虑症、惊恐障碍、创伤后应激障碍（A）[118]、口吃、更年期综合征（B）[119]、癔症、失眠等。

（5）手术后局部疼痛（B）[120]，慢性羊水过多（B）[121]。

【加减与合方】

（1）面色萎黄，月经不调者，或眩晕、腹痛、浮肿者，合当归芍药散。

（2）口渴、浮肿者，合五苓散。

（3）多汗、心悸不安者，加浮小麦 30g，红枣 20g。

【注意事项】日本有本方导致间质性肺炎[122]和肝损伤[123]的报道。

008 柴胡桂枝汤

　　经典的太阳少阳并病方，传统的和解方，具有退热、止痛、调和营卫的功效。现代研究提示能解热、抗病毒感染、保肝、抗炎、体温汗腺以及胃肠道的双向调节、增强免疫、参与体液细胞免疫、镇静镇痛等。适用于以消瘦、寒热往来、腹痛、关节疼痛及皮肤损害为特征的疾病。

　　【经典配方】桂枝（去皮）、黄芩各一两半，人参一两半，甘草一两（炙），半夏二合半（洗），芍药一两半，大枣六枚（擘），生姜一两半（切），柴胡四两。上九味，以水七升，煮取三升，去滓，温服一升。（《伤寒论》《金匮要略》）

　　【经典方证】伤寒六七日，发热，微恶寒，支节烦疼，微呕，心下支结，外证未去者。（146）心腹卒中痛者。（十）

　　【推荐处方】柴胡20g，桂枝10g，黄芩10g，人参10g或党参15g，炙甘草5g，姜半夏10g，白芍10g，红枣15g，生姜10g。以水1100mL，煮取汤液300mL，分2～3次温服。

　　【方证提要】往来寒热、关节疼痛、外证未去者，或心腹卒中痛者。

　　【适用人群】消瘦，营养状况较差，多见病情反复、体重减轻；情绪低落，食欲不振，失眠心悸，自汗、疲乏；腹直肌紧张者，或肋下无弹性，脉弱或脉细；病情复杂表现多样，有疼痛剧烈如刺，或牵扯，或如电击者；有发热持续，皮肤损害或骨关节肌肉酸痛者；有皮肤风团、丘疹、红斑反复发作者。

【适用病症】 首先推荐以下病症符合上述人群特征者使用本方，亦可基于循证医学证据辨病使用本方：

（1）发热性疾病及感染性疾病，如普通感冒（B）[124]、流感、肺炎[125]、肺结核、胸膜炎、疟疾、斑疹伤寒、恙虫病、登革热、肝炎、产后感染发热等。

（2）以突发性、痉挛性腹痛为特征的疾病，如慢性胃炎[126]、消化性溃疡（A）[127]、胆石症、急性胰腺炎后巨大假性囊肿[128]、肠易激综合征等。亦用于难治性腓肠肌痉挛（B）[129]。

（3）神经痛，如三叉神经痛（B）[130]、肋间神经痛、带状疱疹后遗症、坐骨神经痛等。亦用于结缔组织病的关节疼痛[131]，如SAPHO综合征（B）[132]。

（4）过敏性疾病，如过敏性鼻炎、花粉症、过敏性紫癜、荨麻疹、斑秃[133]、支气管哮喘、打鼾[134]等。

（5）（男、女）更年期之潮热畏寒、出汗、心悸失眠、亢奋焦虑、肩酸（A）[135][136]。

（6）癫痫（B）[137][138]。

【加减与合方】

（1）腹泻、口渴、浮肿者，合五苓散。

（2）过敏性疾病，加荆芥10g，防风10g。

⓿⓿⓿ 柴苓汤

古代的治疟方，传统的和解方，具有退热、利水、止泻、消肿的功效。现代研究提示有抗炎、利尿、调节免疫、类糖皮质激素等作用。适用于以往来寒热、口渴、腹泻、小便不利为特征的疾病，现代多用于自身免疫相关疾病。

【原书配方】柴胡一钱六分，半夏（汤泡七次）七分，黄芩、人参、甘草各六分，白术、猪苓、茯苓各七分半，泽泻一钱二分半，桂五分。上用水二盏，生姜三片，煎至一盏，温服。(《丹溪心法附余》)

【原书方证】治发热泄泻里虚者。(《丹溪心法附余》)治伤寒泄泻身热。(《仁斋直指方论》)治伤风、伤暑、疟，大效。(《世医得效方》)治疹泻，小便不利。(《保婴撮要》)治疟热多寒少，口燥心烦少睡。(《医门法律》)身热口中渴，更兼泻下频，柴苓汤一剂，施治捷如神。(《医学传心录》)治泄泻发热，口渴里虚之症。(《杂病广要》)

【推荐处方】柴胡20g，黄芩10g，姜半夏10g，生晒参5g，生甘草5g，白术20g，茯苓20g，猪苓20g，桂枝15g，泽泻20g，干姜10g，红枣20g。以水1200mL，煮取汤液300mL，分2~3次温服。药后避风，忌食冷物，如饮热水，让微微汗出，更佳。

【方证提要】往来寒热、口渴、腹泻、小便不利者。

【适用人群】面色黄，浮肿貌，或有色斑，舌胖大边有齿痕；怕风冷，皮肤痒或红疹，身体疼痛；食欲不振，口渴而不欲饮，或饮水即吐，嗳气腹胀，恶心呕吐，腹泻或大便不成形；小便不利，或肢体水肿，或体腔积液。

【适用病症】首先推荐以下病症符合上述人群特征者使用本方，亦可基于循证医学证据辨病使用本方：

（1）以水肿为表现的疾病：①肝病如慢性肝炎（A）[139]、肝硬化腹水、肝硬化硬直性有痛性筋挛急（B）[140]；②肾病如急慢性肾炎（B）[141]、局灶微小系膜增生 IgA 肾病（A）[142]、成人 IgA 肾病（A）[143]、肾病综合征（B）[144]、肾淀粉样变性[145]、肾移植后蛋白尿（B）[146]、特发性血尿（A）[147]、白血病等恶性肿瘤的辅助治疗（A）[148]；③其他如老年足背水肿（B）[149]、放疗后周围组织水肿（B）[150][151]、术后局部水肿（A）[152][153][154]、蝮蛇咬伤后水肿[155]、恶性肿瘤腹水（B）[156]、黄斑水肿、急性脑梗死（A）[157]、妊娠水肿（B）[158]、妊娠中毒症（B）[159]、心功能不全[160]等。

（2）以发热、腹泻为表现的疾病，如夏天感冒、胃肠炎（A）[161][162]、秋季腹泻、溃疡性结肠炎、克罗恩病[163]等。

（3）自身免疫性疾病，如干燥综合征、类风湿关节炎（A）[164][165]、系统性红斑狼疮[166]、桥本病、皮肌炎、成人 Still

病[167]、自身免疫性肝炎[100]、原发性胆汁性肝硬化[169]、特发性血小板减少性紫癜[170]、Evans 综合征[171]等。

（4）自身免疫相关的皮肤病，如寻常型牛皮癣（A）[172]、寻常型天疱疮[173]、嗜酸细胞性脓疱性毛囊炎[174]、结状囊性痤疮[175]、穿凿脓肿性头部毛囊炎及毛囊周围炎[176]、皮肤瘢痕增生（A）[177]。

（5）自身免疫相关的妊娠疾病，如免疫性习惯流产（A）[178][179][180]、巨大绒毛膜血肿[181]；亦治疗多囊卵巢综合征（B）[182][183]，还被研究尝试用于抗移植后排异反应。

（6）泌尿系统纤维化疾病（B）[184]，如硬化性脂肪肉芽肿、阴茎海绵硬结症、腹膜后纤维化、出血性膀胱炎；可预防和治疗前列腺肥大术后尿道狭窄（A）[185]，治疗前列腺肥大引起的尿频（B）[186]。

（7）五官科疾患，如分泌性中耳炎（A）[187]、神经性听力损失（A）[188][189]、葡萄膜炎（B）[190][191]。

【加减与合方】

（1）皮肤痒、关节肌肉疼痛，加荆芥 15g，防风 15g。

（2）腹胀、嗳气，合半夏厚朴汤。

（3）月经量少，合当归芍药散。

【注意事项】

（1）有少数患者出现腹泻加重，继续服用可止。

（2）服药后应避免饮用冷水，宜喝热开水。

（3）日本有本方导致肺损伤（B）[192]、肝损伤[193]的报道。

（4）有研究认为柴苓汤与糖皮质激素同时使用不会影响糖皮质激素的药物浓度[194]。

D

⑩ 大半夏汤

经典的胃反病方，传统的润燥降逆方，具有止呕、润燥、理虚的功效。适用于反复呕吐、体质虚弱、消耗明显的患者。

【经典配方】半夏二升（洗完用），人参三两，白蜜一升。上三味，以水一斗二升，和蜜扬之二百四十遍，煮取二升半。温服一升，余分再服。(《金匮要略》)

【经典方证】胃反呕吐者。（十七）胃反不受食，食入即吐者。(《千金要方》)治呕而心下痞硬者。(《外台秘要》)

【推荐处方】姜半夏15～50g，生晒参15g或党参30g，蜂蜜250g，用水 800mL，煎药前将蜂蜜与水充分混合均匀后入煎。煎取150mL，日分2次服用。服药时少量缓缓咽下。

【方证提要】胃反呕吐而极度消瘦者。

【适用人群】消瘦，形容枯槁，上腹部板硬缺乏弹性，舌光无苔；反复呕吐，食入即吐，旷日持久；食欲不振，或大便干结难出，或气短乏力；多见于或长期禁食，或屡用苦寒攻下药物，或大量服用抗生素，久病体弱的患者或高龄患者。

【适用病症】首先推荐以下病症符合上述人群特征者使用本方，亦可基于循证医学证据辨病使用本方：

（1）消化道疾病，如噎膈、胃炎、不完全性幽门梗阻、贲门失弛缓症、胃及食管反流症、肠粘连。

（2）非消化道疾患，如神经性呕吐、抗生素呕吐、放化疗后胃肠道反应、妊娠呕吐；亦用于头痛呕吐表现剧烈的青光眼等。

【注意事项】

（1）白蜜能"缓药势，益脾气"（《经方例释》），本方中蜂蜜不可或缺。

（2）本方需要久煎。此外，蜂蜜与水要充分混匀后煎药。

011 大柴胡汤

经典的宿食腹满病方，传统的和解清热泻下方，具有除寒热、止呕吐、除腹胀、解郁除烦等功效。现代研究提示能利胆保肝、降脂、降压、增强胃肠动力、调节免疫、抗炎、抗过敏、抗内毒素、抑菌等。适用于以上腹部按之满痛为特征的疾病治疗和实热性体质的调理。

【经典配方】柴胡半斤，黄芩三两，半夏半升（洗），枳实四枚（炙），芍药三两，大黄二两，生姜五两（切），大枣十二枚（擘）。上七味，以水一斗二升，煮取六升，去滓，再煎。温服一升，日三服。(《伤寒论》《金匮要略》)

【经典方证】呕不止，心下急，郁郁微烦者。(103) 伤寒十余日，热结在里，复往来寒热者。(136) 伤寒发热，汗出不解，心中痞硬，呕吐而下利者。(165) 按之心下满痛者。(十)

【推荐处方】柴胡 20~40g，黄芩 15g，姜半夏 15g，枳壳 20g，白芍 15g，大黄 10g，生姜 25g，红枣 20g。以水 1100mL，煮取汤液 300mL，分 2~3 次温服。

【方证提要】呕吐、郁郁微烦、寒热往来或发热汗出不解，心下按之满痛者。

【适用人群】体格壮实，面宽方圆，肩宽，颈部粗短，胸

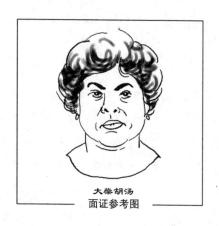

大柴胡汤
面证参考图

腹部饱满，中老年多见；面部肌肉僵硬，表情严肃，容易烦躁发怒，易抑郁焦虑，常有头痛、眩晕、乏力（B）[195]、睡眠障碍等症状；多有食欲不振、嗳气、恶心或呕吐、反酸烧心、口苦、口干口臭、便秘等；舌苔多厚，或黄或黑；上腹部膨隆，按压充实有力或拒按，也可见两侧腹直肌拘急和压痛。

【适用病症】首先推荐以下病症符合上述人群特征者使用本方，亦可基于循证医学证据辨病使用本方：

（1）以上腹部胀满疼痛为表现的疾病，如胰腺炎、胆囊炎、胆石症[196]、腹腔间室综合征[197]、胃食管反流症（GERD）、胆汁反流性胃炎（BRG）、胃及十二指肠溃疡、厌食、消化不良等。

（2）以腹泻腹痛为表现的疾病，如肠易激综合征、胆囊切除术后腹泻、脂肪肝腹泻等。

（3）以便秘腹痛为表现的疾病，如肠梗阻（粘连性、麻痹性）、习惯性便秘等。

（4）以咳嗽气喘为表现的呼吸道疾病，伴有上腹部胀满、反流者，如支气管哮喘、肺部感染等。

（5）以头痛头昏、便秘为表现的疾病，包括：①代谢综合征和脑血管疾病，如高血压（A）[198][199]、高脂血症（A）[200][201][202]、肥胖症、脑出血；②精神和中枢神经系统疾患，如抑郁症、焦虑症、精神分裂症（B）[203]、脑萎缩、老年性痴呆等。

（6）以发热为表现的疾病，如感冒、流行性感冒、肺炎（B）[204]等。

（7）体质壮实者的其他疾病，如外伤性颈部证候群（B）[205]、痛经（B）[206][207]、红斑痤疮（B）[208]、远心性环状红斑[209]、精子活力低下等多种疾病。

【加减与合方】

（1）烦躁、心下痞、脉滑数、出血倾向者，加黄连5g。

（2）面部充血、小腹压痛、小腿皮肤干燥、舌黯者，合桂枝茯苓丸。

（3）焦虑、腹满胀气者，加栀子15g，厚朴15g。

（4）咽喉异物感者，合半夏厚朴汤。

（5）哮喘痰稠难咯者，合排脓散。

（6）胸痛、痰黄、便秘者，加瓜蒌30g，黄连5g。

【注意事项】

（1）体质虚弱、消瘦、贫血者慎用。

（2）本方见效后，可减量或间断性服用。

（3）重病急症需要大剂量，慢性病调理体质可以小剂量。大剂量为一日进2~3剂，小剂量为每天半剂。服用时间以空腹为宜。

⑫ 大承气汤

经典的阳明病方，传统的峻下热结方，具有通大便、除腹满、除谵语的功效。现代研究提示能兴奋肠管、促进肠蠕动、增加肠容积和肠血流量、保护肠黏膜屏障、防治内毒素血症和多器官功能损害等。常用于发热性疾病或危重外伤后的极期，也用于以脘痞、腹满、舌燥、便秘、神昏为特征的多种内伤杂病。

【经典配方】大黄四两，厚朴半斤，枳实五枚，芒硝三合。上四味，以水一斗，先煮二物，取五升；去滓，内大黄，更煮取二升；去滓，内芒硝，更上微火一二沸，分温再服。得下，余勿服。（《伤寒论》《金匮要略》）

【经典方证】阳明病，脉迟，虽汗出不恶寒者，其身必重，短气，腹满而喘，有潮热者……手足濈然汗出者。（208）伤寒，若吐若下后，不解，不大便五六日，上至十余日，日晡所发潮热，不恶寒，独语如见鬼状。若剧者，发则不识人，循衣摸床，惕而不安。微喘直视，脉弦者生，涩者死。微者，但发热谵语者，大承气汤主之。若一服利，则止后服。（212）大下后，六七日不大便，烦不解，腹满痛者。（241）病人小便不利，大便乍难乍易，时有微热，喘冒不能卧者。（242）伤寒六七日，目中不了了，睛不和，无表里证，大便难，身微热者，此为实也，急下之，宜大承气汤。（252）阳明病，发热汗多者。（253）发汗不解，腹满痛者。（254）腹满不减，减不足言。（255）下利……脉滑而数者。（256）少阴病，得之二三日，口燥咽干者。（320）少阴病，自利清水，色纯青，心下必痛，口干燥者。（321）少阴病，六七日，腹胀不大便者。（322）（十七）痉为病，胸满口噤，卧不着席，脚挛急，必龂齿，可与大承气汤。（二）下利三部脉皆平，按之心下坚者。（十七）下利，脉迟而滑者。（十七）下利，脉反滑者。

【推荐处方】生大黄20g，厚朴30g，枳实20g，枳壳30g，芒硝10g。以水1100mL，先煮枳实、枳壳、厚朴，取汤液500mL；入大黄，再煎煮取汤液300~400mL；将芒硝倒入，搅至融化，分2次温服。大便畅通后停服。

【方证提要】腹满痛、不大便、谵语神昏、或烦躁不安或头剧痛、发热多汗、脉滑数、口干燥者。

【适用人群】全腹部高度胀满，用手按压有明显的抵抗感及肌卫现象；大便秘结，有数日不解者，放屁极为臭秽，或泻下物臭秽稀水或黏液便；高热或潮热、手足汗出湿透；昏睡或昏迷，说胡话，或烦躁不安，其病势多危重；舌红起芒刺或裂纹、舌苔黄厚而干燥，或腻浊，或者焦黑如锅巴状者；脉象沉实有力，或滑数，或脉数而软。

【适用病症】首先推荐以下病症符合上述人群特征者使用本方，亦可基于循证医学证据辨病使用本方：

（1）以腹部高度胀满疼痛、大便不通为表现的急性病，包括：①急腹症，如粘连型肠梗阻[210]、蛔虫性肠梗阻、粪石性肠梗阻、动力型肠梗阻[211]、十二指肠壅积症（B）[212]、术后胃肠功能障碍（A）[213]、急性胰腺炎（A）[214]、急性胆管炎（A）[215]；②其他重症，如急性肺炎、肺心病失代偿期胃肠功能衰竭（B）[216]、肠伤寒、流感、麻疹、脑炎等高热不退（B）[217]、急性呼吸窘迫综合征（A）[218][219]、肝昏迷（A）[220]、多系统器官功能衰竭等。

（2）以烦躁、大便不通为表现的杂病，如躁狂抑郁性精神病、精神分裂症（B）[221]、高血压、柯兴综合征、肥胖症、消化不良、牙痛、头痛、面肌痉挛[222]、破伤风、Fisher综合征[223]等。

【注意事项】

（1）服用注意点：①只能服用头煎。如再次煎煮，汤液会变得苦涩，不利排便。②必须空腹服用。服后1小时内不宜进食，否则影响泻下效果。③中病即止，不可久服。

（2）煎法要点：①先煮枳、朴；②后下大黄；③芒硝溶服。这是因芒硝、大黄煎煮过久，会减缓泻下作用。

（3）舌苔或薄白，提示肠道内无积滞，大黄要慎用。

（4）此方虽属攻下剂，但不拘泥于大便干结，有的病人可以泻下稀水甚至黏液，但并不影响用本方。关键是看腹证。

（5）孕妇忌用或禁用。

⓭ 大黄附子汤

经典的止痛方，具有止腹痛、通大便、去寒积的功效。现代研究提示能抗缺氧、降尿素氮和血肌酐的含量、保护肾功能和肠道屏障功能等。适用于以身体剧痛、恶寒、便秘、舌苔白厚为特征的疾病。

【经典配方】大黄三两，附子三枚（炮），细辛二两。上三味，以水五升，煮取二升，分温三服；若强人煮取二升半，分温三服。服后如人行四五里，进一服。(《金匮要略》)

【经典方证】胁下偏痛，发热，其脉紧弦。（十）

【推荐处方】大黄10g，制附子30～50g，北细辛10g。以水1000～1100mL，先煎附子1小时；再放入细辛、大黄，开盖煎煮，取汤液200～300mL，分2～3次温服。

【方证提要】胸胁腰背等身体疼痛剧烈，大便干结者。

【适用人群】形体较壮实而精神萎靡，面色灰黯；下腹痛多见，胸痛、腰腿痛、头痛、牙痛、生殖器疼痛等均可见；疼痛剧烈，病人常常翻滚惨叫，或满头大汗，疼痛多为阵发性，但发作频繁，其痛如刀割，如针刺；大便数日不解，或大便干结难出；腹力中等偏软，腹肌拘挛者多；脉多沉而有力。舌质黯，舌苔多厚或水滑；或因饮冷食寒，或暴受风寒，伴有自觉恶寒、手足厥冷等。

【适用病症】首先推荐以下病症符合上述人群特征者使用本方，亦可基于循证医学证据辨病使用本方：

（1）以腹痛为表现的疾病，如肠梗阻（B）[224]、胆囊炎、胆结石、胆道蛔虫病、急性胰腺炎、消化性溃疡、痢疾、阑尾炎、泌尿系结石、腹股沟疝；亦用于结肠镜检查前的肠道准备（B）[225]。

（2）各种神经痛，如肋间神经痛（包括带状疱疹性疼痛）、三叉神经痛、偏头痛、腰椎间盘突出症、坐骨神经痛等。

（3）生殖系统的炎症疼痛，如急性睾丸炎、外伤性睾丸炎、附睾结核等。

（4）头面部的炎症，如龋齿疼痛、牙周脓肿、扁桃体炎、咽部脓肿、麦粒肿、角膜炎、结膜炎等。

（5）慢性肾病、肾功能不全（B）[226]。

【加减与合方】

（1）脸黯红、腰腿疼痛、下肢皮肤干燥、舌紫黯者，合桂枝茯苓丸。

（2）伴有胆囊炎胆石症发作，发热疼痛者，合大柴胡汤。

（3）疼痛如电击样，合芍药甘草汤。

【注意事项】

（1）本方用药比较峻烈，多用于疼痛重症，普通的疼痛，不宜轻易使用。

（2）方中的附子量比较大，应先煎1小时以上，同时，配合生姜更好。

（3）疼痛剧烈时，需要连续给药。张仲景原文"服后如人行四五里，进一服"，推测第1次与第2次服药间隔大约30分钟。

⑭ 大黄䗪虫丸

经典的虚劳病方，传统的祛瘀生新方，具有下干血、清血热的功效。现代研究提示能抗凝、抗血小板聚集、抗血栓形成、溶栓、保护肝肾功能、收缩子宫等。适用于以肌肤甲错、两目黯黑、羸瘦为特征的疾病。

【经典配方】大黄十分（蒸），黄芩二两，甘草三两，桃仁一升，杏仁一升，芍药四两，干地黄十两，干漆一两，虻虫一升，水蛭百枚，蛴螬一升，䗪虫半升。上十二味，末之，炼蜜和丸小豆大，酒饮服五丸，日三服。（《金匮要略》）

【经典方证】五劳虚极，羸瘦，腹满不能饮食……内有干血，肌肤甲错，两目黯黑。（六）

【推荐处方】制大黄15g，黄芩10g，生甘草15g，桃仁15g，杏仁15g，赤芍20g，生地50g，干漆5g，虻虫10g，蛴螬10g，䗪虫10g，水蛭15g。以水1200mL，煮取汤液300mL，分2～3次温服。或以上药物共为细末，炼蜜为丸，每次服用5g，日1～3次，用酒送服。

【方证提要】羸瘦，腹满不能饮食，肌肤甲错，两目黯黑者。

【适用人群】形体消瘦，骨骼细长，面色晦黯，两目呈青黯色，唇黯红，舌质黯红或黯紫；皮肤干燥甚若鱼鳞，多有皮屑，皮损黯黑；小腹部疼痛或有硬块，或按压不适，常有腹胀腹痛，饮食不思；女性大多月经色黑量少或闭经。

【适用病症】首先推荐以下病症符合上述人群特征者使用本方，亦可基于循证医学证据辨病使用本方：

（1）周围血管及血栓性疾病，如血栓栓塞性肺动脉高压、血栓性脉管炎、血小板增多症、下肢深静脉血栓、静脉曲张并发症、精索静脉曲张。

（2）心脑血管疾病，如心绞痛、室性早搏、椎－基底动脉供血不足、脑动脉硬化症、脑梗死、脑血栓、中风后遗症，及其他糖尿病性血管、神经损伤（如糖尿病视网膜病变、糖尿病周围神经损害、糖尿病足、糖尿病肾病等）。

（3）慢性肝病，以消瘦腹满不能饮食为表现的疾病，如慢性肝炎（A）[227]、肝硬化、晚期血吸虫性肝病、胆汁淤积。

（4）以皮肤干燥脱屑发黑为表现的疾病，如银屑病、皮炎、结节性红斑、局限性硬皮病、痤疮、酒渣鼻、黄褐斑、斑秃、毛囊炎、色素性紫癜性皮肤病、扁平苔藓、鱼鳞病、皮肤黑变病等。

（5）以囊肿与肿瘤为表现的疾病，如神经纤维瘤、皮脂腺瘤、子宫肌瘤、卵巢囊肿、肝囊肿；亦用于肝癌、胰腺癌、宫颈癌等各种肿瘤的辅助治疗。

（6）以疼痛、闭经为表现的妇科疾病，如子宫内膜异位症、子宫内膜结核、盆腔包块、结核性盆腔炎、卵巢早衰、多囊卵巢综合征、异位妊娠、乳腺增生症、闭经、痛经等。

【注意事项】

（1）孕妇慎用，经期停服。

（2）有出血倾向者慎用。

（3）同时服用华法林钠片、阿司匹林等抗凝剂者宜慎用。

（4）峻剂缓攻，需较长时间，用酒送服更佳。

015 大青龙汤

经典的太阳病方，传统的峻汗方，具有发汗解表、清热除烦的功效。适用于以发热、无汗、烦躁为特征的发热性疾病、皮肤病等。

【经典配方】麻黄六两（去节），桂枝二两（去皮），甘草二两（炙），杏仁四十枚（去皮尖），生姜三两（切），大枣十枚（擘），石膏如鸡子大（碎）。上七味，以水九升，先煮麻黄，减二升，去上沫，内诸药，煮取三升，去滓。温服一升，取微似汗。汗出多者，温粉扑之。一服汗者，停后服。（《伤寒论》《金匮要略》）

【经典方证】太阳中风，脉浮紧，发热，恶寒，身疼痛，不汗出而烦躁者。（38）若脉微弱，汗出恶风者，不可服之，服之则厥逆，筋惕肉瞤，此为逆也。（38）伤寒脉浮缓，身不疼，但重，乍有轻时，无少阴证者。（39）病溢饮者，当发其汗，大青龙汤主之。（十二）

【推荐处方】生麻黄15～30g，桂枝10g，炙甘草10g，杏仁15g，生姜15g，红枣20g，生石膏50g。以水1100mL，先煎麻黄20分钟，再入他药，煮取汤液300mL，分2～3次温服，得汗停服。

【方证提要】发热恶寒，无汗而烦躁，脉有力者。

【适用人群】体格强健的中青年，肌肉发达，皮肤粗糙黝黑或黄黯，面部有轻度浮肿貌；发热恶寒，烦躁，身疼痛，皮肤发热发烫干燥；脉轻按即得，按之有力，心肺功能健全。

【适用病症】首先推荐以下病症符合上述人群特征者使用本方，亦可基于循证医学证据辨病使用本方：

（1）以恶寒发热、身体疼痛为表现的感染性疾病，如病毒性感冒、空调病、肺炎；可治疗急性结膜炎等眼科急性炎症，亦用于干扰素导致的流感样症状（A）[228]。

（2）以水肿为主要表现者，如急性肾炎、心肾综合征[229]。

（3）以无汗、瘙痒为主要表现的过敏性疾病，如异位性皮炎[230]、鼻炎、花粉症等（A）[231]；亦用于汗腺闭塞症。

（4）以关节疼痛、积液为主要表现者，如类风湿关节炎[232]。

【注意事项】

（1）本方发汗猛烈，年老体弱、产妇、久病大病患者，或心功能不全者，失眠者，高血压、糖尿病患者、肺结核低热等均不宜使用。

（2）误服本方导致的心悸、多汗、虚脱等症，可使用真武汤、桂枝甘草龙骨牡蛎汤等救治，或饮用甘草红枣生姜红糖浓汤。

⓪⑯ 大建中汤

经典的虚寒腹痛方，传统的温中散寒方，具有止痛、止呕的功效。现代研究提示能改善肠道微循环、促进肠蠕动及肠道吻合口愈合、调节肠道菌群、保护和恢复腹部手术后胃肠功能等。适用于以脘腹冷痛为特征的消化道疾病。

【经典配方】蜀椒二合（去汗），干姜四两，人参二两。上三味，以水四升，煮取二升，去滓，内胶饴一升，微火煎取一升半。分温再服，如一炊顷，可饮粥二升，后更服。当一日食糜，温覆之。(《金匮要略》)

【经典方证】心胸中大寒痛，呕不能饮食，腹中寒，上冲皮起，出见有头足，上下痛而不可触近，大建中汤主之。(十)

【推荐处方】川椒10g，干姜20g，人参10g，麦芽糖50g。以水900mL，煎取200mL，去滓，烊入麦芽糖，日分2次服用。服后喝热粥一碗，温覆，避风寒。

【方证提要】呕吐，腹痛，腹中冷，腹部隆起包块者。

【适用人群】消瘦，面色苍白，唇舌黯淡；有慢性腹痛，为阵发性肠蠕动亢进，腹部常有隆起包块或蠕动波；腹部扁平软弱，可呈现舟底状，以脐为中心的腹部冷感、皮温低下（B）[233]；脉空大无力，或细软。

【**适用病症**】首先推荐以下病症符合上述人群特征者使用本方，亦可基于循证医学证据辨病使用本方：

（1）腹部术后胃肠功能紊乱（A），如胃肠手术后肠粘连、肠梗阻（A）[234][235][236]、食道癌术后胃肠功能恢复（A）[237]、肝癌术后康复（A）[238]、肝移植术后康复（A）[239]，但目前证据不支持胰十二指肠切除术后患者服用本方预防麻痹性肠梗阻（A）[240]。

（2）以腹痛为表现的疾病，如难治性肠炎[241]、克罗恩病（B）[242]、肠功能紊乱、肠扭转、肠粘连、肠梗阻（B）[243]、疝气、阑尾炎、腹膜炎、胆道蛔虫、直肠溃疡、放射性肠炎[244][245]等，目前证据不支持该方用于肠易激综合征（A）[246]。

（3）以呕吐为表现的疾病，如慢性胃炎、胃溃疡、胃扩张、胃下垂、胃及食管反流症等；亦用于预防吸入性肺炎（B）[247]。

（4）以大便不通为主要表现者，如慢性便秘（B）[248]、孕妇便秘（B）[249]、儿童直肠肛门术后便秘（B）[250][251]、中风后便秘（A）[252]、帕金森病和多系统萎缩症的便秘（B）[253]、长效抗胆碱能药物（B）[254]和吗啡[255]引起的便秘；亦有用于下利[256]者。

【**加减与合方**】

（1）大便干结，喜甜食者，合小建中汤。

（2）痛势剧烈，冷汗出，加制附子10g，或合用附子粳米汤。

【注意事项】

（1）用量过多，要注意发生干咳、浮肿、膀胱炎、噫气等副作用。

（2）Tatsuya Hirose 的研究中有服用大建中汤后发生便溏、水样便的案例报道。

（3）日本有服用本方后发生急性限局性发疹性脓疱病的案例报道[257]。

017 当归散

经典的妇人病方，传统的养血清热方，具有安胎、利湿、止痛、调经的功效。适用于妊娠期、围产期以及产褥期相关疾病的调理。

【经典配方】当归、黄芩、芍药、芎䓖各一斤，白术半斤。上五味，杵为散，酒饮服方寸匕，日再服。(《金匮要略》)

【经典方证】妇人妊娠，宜常服当归散主之。妊娠常服即易产，胎无苦疾。产后百病悉主之。(二十)

【推荐处方】当归、黄芩、白芍、川芎、白术按2:2:2:2:1比例研粉，米酒或米汤调服1~2g，日1~2次。

【适用人群】体型中等或偏瘦，面色黄，皮肤干燥，唇舌红；怕热，腹皮热，或有痛经，或腹痛便血者。

【适用病症】推荐以下病症符合上述人群特征者使用本方：习惯性流产、先兆流产、妊娠腹痛、胎萎不长、产后小便不利等。

【注意事项】虽然本方是古代的养胎方，但如孕妇无不适以及胎儿无异常者，不必服用本方。

018 当归芍药散

经典的妇人病方，传统的养血柔肝、健脾利水方，具有止腹痛、促月经、安胎养胎、利小便、清头目、通大便、利肛肠等功效。现代研究提示能调节中枢神经和自主神经功能、缓解血管异常痉挛、促进胎盘发育、调节卵巢功能、抗炎、抗衰老等。适用于以腹痛、浮肿、头眩、心悸、口渴而小便不利为特征的疾病和女性体质的调理。

【经典配方】当归三两，芍药一斤，川芎半斤，茯苓四两，泽泻半斤，白术四两。上六味，杵为散，取方寸匕，酒和，日三服。(《金匮要略》)

【经典方证】妇人怀娠，腹中疠痛。(二十) 妇人腹中诸疾痛。(二十二)

【推荐处方】当归10g，白芍30~50g，川芎20g，白术15g，茯苓15g，泽泻20g。以水1100mL，煮取汤液300mL，分2~3次温服。也可按照原书比例打粉，用米粥、红酒或酸奶调服，每次5g，每日2次。

【方证提要】妇人腹中痛，或浮肿，或冒眩，或头痛，或自下利，或月经不调者。

【适用人群】女性多见，面色发黄，皮肤干燥，缺乏光泽，有浮肿貌，或眼圈发黯，面部色斑；腹壁柔软，但下腹部常有压痛，以右下腹部多见；腰腹部有重坠感，下肢或有抽筋麻木无力等；便秘或腹泻，或脱肛；常有头痛头晕、心悸、肌肉跳动等；月经周期紊乱或闭经，或痛经，或月经量少，色黯淡而质稀如水；易患胎产疾病，或不孕，或易流产，或胎位不正，或产后腹痛等。

【适用病症】首先推荐以下病症符合上述人群特征者使用本方，亦可基于循证医学证据辨病使用本方：

（1）月经病，如痛经（A）[258]、功能性子宫出血（B）[259]、子宫肌瘤出血、黄体功能不足（B）[260]、多囊卵巢综合征（A）[261]、闭经、不孕症等；亦有尝试用于辅助生殖（A）[262]。

（2）围产期疾病，如胎位不正、胎儿发育不良、习惯性流产[263]、先兆流产[264]、妊娠高血压综合征、绒毛膜下血肿（B）[265]等；亦有尝试将其用于移植后排异反应。

（3）认知功能障碍，如遗忘型轻度认知障碍（B）[266]、阿尔茨海默病（B）[267]、脑血管意外后遗症（A）[268]。

（4）血管调节障碍类疾病，如骨质疏松[269]、围绝经期综合征（A）[270][271]、偏头痛（B）[272][273]、青光眼、Flammer综合征[274]。

（5）皮肤病，如痤疮、黄褐斑、慢性荨麻疹、过敏性皮炎、过敏性紫癜等；亦有用于扁平疣的报道[275]。

（6）以面色黄、浮肿为表现的肝病（免疫性肝病、慢性肝炎、肝硬化）及桥本病、缺铁性贫血（A）^[276]，以及脱肛、痔疮等。

【加减与合方】

（1）月经延期，困倦、面黄、头项强痛者，合葛根汤。

（2）自身免疫性疾病、过敏性疾病反复不愈，怕风冷，合小柴胡汤。

（3）月经不畅，腹痛，合桂枝茯苓丸。

【注意事项】

（1）如见腹泻，白芍用量可酌减。

（2）安胎，可用小剂量。

（3）男性也有用本方者。

⑲ 当归四逆汤

经典的厥阴病方，传统的温经散寒方，具有治厥寒、疗挛痛的功效。现代研究提示能扩张末梢血管、抑制血小板聚集以及动-静脉旁路血栓形成、改善血液循环、镇痛抗炎等。适用于以腹痛、头痛、关节痛而手足厥冷、脉细为特征的疾病。

【经典配方】当归三两，桂枝三两（去皮），芍药三两，细辛三两，甘草二两（炙），通草二两，大枣二十五枚（擘）。上七味，以水八升，煮取三升，去滓。温服一升，日三服。当归四逆加吴茱萸生姜汤：上方加吴茱萸二升，生姜半斤。上九味，以水六升，清酒六升，煮取五升，去滓，分温五服。(《伤寒论》)

【经典方证】手足厥寒，脉细欲绝者。(351) 下利，脉大者，虚也，以其强下之故也。设脉浮革，因尔肠鸣者，属当归四逆汤。(不可下篇) 若其人内有久寒者，宜当归四逆加吴茱萸生姜汤。(352)

【推荐处方】当归 15g，桂枝 15g，白芍 15g，北细辛 10g，炙甘草 10g，红枣 30g。以水 1000mL，开盖煮取汤液 300mL，分 2～3 次温服。如加吴茱萸 10g，生姜 40g，再加米酒 400mL[277]，煎取 500mL，日分 2～5 次服用。

【方证提要】四肢冰冷、发紫、疼痛剧烈、脉细者。

【适用人群】面色青紫或黯红或苍白，无光泽；四肢冰冷，以手足末端为甚，多伴有麻木、冷痛、黯红甚至青紫，压之发白，遇冷更甚，甚至甲色、唇色、面色、耳郭较苍白或乌紫，有冻疮或冻疮史；多有热象，或唇黯红干裂暴皮、牙龈出血、口腔溃疡，或肛门灼热出血、大便干结，或月经深红有血块，或关节肿痛、晨僵、皮肤溃疡等；多有痛症，如头痛、牙痛、胸痛、背痛、乳房疼痛、关节冷痛、坐骨神经痛、痛经、睾丸痛等，疼痛剧烈如刺，或牵扯样，或如电击；脉细，或浮，或沉，或弱，或弦，一般多见缓，甚至迟；腹证可见腹股沟处硬结、压痛（B）[278]。

【适用病症】首先推荐以下病症符合上述人群特征者使用本方，亦可基于循证医学证据辨病使用本方：

（1）痛症[279]，如血管神经性头痛、三叉神经痛、高血压头痛、脑外伤头痛；腱鞘炎、肩周炎、神经根型颈椎病（B）[280]、腰肌劳损、腰椎椎管狭窄症、坐骨神经痛、腰腿痛（B）[281][282]；消化性溃疡、肠痉挛、腹部术后疼痛、胆囊炎、胆道蛔虫症、慢性腹膜炎等。

（2）血液循环障碍类疾病，如冷症（A）[283][284][285]见雷诺病[286]、血栓闭塞性脉管炎（A）[287]；椎-基底动脉供血不足、冠心病、大动脉炎、青斑性血管炎[288]；过敏性紫癜、慢性荨麻疹、冻疮、硬皮病、红斑性肢痛、手足皲裂等。

（3）乳腺、泌尿、生殖器等肝经循行部位疾病，如乳腺纤维瘤，输尿管结石，子宫附件炎、子宫内膜异位症，急慢性前列腺炎、附睾炎、精索静脉曲张、阳痿、缩阴症等。

【加减与合方】

（1）恶心、呕吐、头痛腹痛者，加吴茱萸10g，生姜40g。

（2）关节剧烈疼痛，加制附子10g，或合麻黄附子细辛汤。

（3）有牙龈出血、口腔溃疡、便秘、关节肿痛等，可以合用黄芩汤、泻心汤等。

（4）贫血者，合十全大补汤。

【注意事项】

（1）通草一般不用，不影响全方效果。

（2）细辛有小毒，古人有"辛不过钱"的说法。但这是指散剂而言，汤剂不受此限制，但应该严格把握适应证和禁忌证。本方开盖煎煮，以利细辛中的黄樟醚挥发。

（3）本方服用后，大多手足转温，或有口干感，是正常反应。

（4）心动过速、心律不齐者慎用。

（5）日本有高龄患者服用该方3年后，出现假性醛固酮增多症的报道[289]。

⑳ 当归生姜羊肉汤

经典的寒疝病方及产后调理方，传统的养血散寒止痛方，具有止腹痛、调月经、补虚损的功效。适用于以消瘦、腹痛、月经不调为特征的疾病，也可用于虚弱女性的体质调理。

【经典配方】当归三两，生姜五两，羊肉一斤。上三味，以水八升，煮取三升，温服七合，日三服。若寒多者，加生姜成一斤；痛多而呕者，加橘皮二两，白术一两。加生姜者，亦加水五升，煮取三升二合，服之。(《金匮要略》)

【经典方证】寒疝腹中痛，及胁痛里急者。(十)产后腹中疗痛，并治腹中寒疝，虚劳不足。(二十一)

【推荐处方】当归15g，生姜25g，羊肉100g。以水1300mL，煮取450mL，分2~3次温服。原汤液略苦涩，或可放入葱、酒、盐等调料，煮至肉烂，食用。

【方证提要】虚劳不足，腹中痛者。

【适用人群】体型消瘦，面色苍白憔悴；畏寒怕冷，腰膝酸软，大便不成形或腹泻；脐腹部或小腹部疼痛如绞，牵引腰胁俱痛，乃至手不可触，局部发冷如扇风，痛甚则呕；多见于产后，或月经不调，或月经愆期而至，或量少色黑或淡；舌淡紫，脉细。

【**适用病症**】首先推荐以下病症符合上述人群特征者使用本方，亦可基于循证医学证据辨病使用本方：

（1）妊娠前后病，如流产、产后腹痛、子宫复原不全。

（2）改善虚劳体质，如贫血、痛经、不孕等。

【**加减与合方**】

（1）呕吐清水者，可重用生姜。

（2）腹胀痛而呕吐者，加陈皮 10g，白术 10g。

（3）疼痛剧烈者，加制附子 10g。

（4）面黄浮肿貌，加黄芪 15g。

【**注意事项**】有子宫肌瘤，或月经量多色红者，慎用。

F

021 防风通圣散

古代的伤寒热病通治方，传统的表里双解方，具有散风热、通大便、止肤痒、通月经、轻身等功效。现代研究提示能退热、抗过敏、抗炎、降脂、降压、通便、减肥等。适用于以头昏胸闷、身痒红疹、口苦舌干、涕唾稠黏、小便黄短、大便不通为特征的疾病和表里俱实性体质的调理。

【原书配方】防风、川芎、当归、芍药、大黄、薄荷叶、麻黄、连翘、芒硝各半两，石膏、黄芩、桔梗各一两，滑石三两，甘草二两，荆芥、白术、栀子各一分。上为末，每服二钱，水一大盏，生姜三片，煎至六分，温服。涎嗽，加半夏半两，姜制。(《黄帝素问宣明论方》)

【原书方证】风热怫郁……治气热壅滞，筋脉拘倦，肢体焦痿，头目昏眩，腰脊强痛，耳鸣鼻塞，口苦舌干，咽嗌不利，胸膈痞闷，咳呕喘满，涕唾稠粘，肠胃燥热结，便溺淋闭，或夜卧寝汗，咬牙睡语，筋惕惊悸……或风热走注，疼痛麻痹者……僵仆，或卒中久不语，或一切暴喑而不语，语不出声，或暗风痫者，或洗头风，或破伤风，或中风，诸潮搐，并小儿诸疳积热，或惊风积热……或大人小儿风热疮疥，或头生屑，遍身黑䗍，紫白斑驳，或面鼻生紫赤，风刺瘾疹，俗呼为肺风者，或成疠风，世传为大风疾者。或肠风痔漏，并解酒过热毒，兼解利诸邪所伤，及调理伤寒，未发汗，头项身体疼痛者，并两感诸证。兼治产后……诸热证，腹满涩痛，烦渴喘闷，谵妄惊狂，或舌强口噤，筋惕肉瞤，一切风热燥证，郁而恶物不下，腹满撮痛而昏者。兼消除大小疮及恶毒，兼治堕马打扑，伤损疼痛，或因而热结，大小便涩滞不通，或腰腹急痛，腹满喘闷者。

【推荐处方】生麻黄10g，生石膏20g，生大黄10g，芒硝5g，荆芥10g，防风10g，山栀10g，黄芩10g，连翘15g，薄荷10g，当归10g，白芍10g，川芎10g，白术10g，桔梗15g，滑石20g（包），炙甘草10g，生姜15g或干姜5g。以水1500mL，煮取汤液300mL，分3次温服。方中芒硝另外分次冲服。汤液土黄色、不透明，味微咸、涩、辛，比较难喝。急症可短期服用汤剂；慢性调理病建议按原方用量比例制成蜜丸或散剂，每服5g，日1～2次。餐前服用，以大便畅通为度。

【方证提要】无汗身热，头痛，烦躁，皮肤瘙痒红疹，便秘腹胀，胸膈满闷，小便短赤，口苦，舌干者。

【适用人群】体型壮实肥胖，精力旺盛，性格开朗或偏急躁；面色红有油光，眼结膜易充血；眉毛、头发浓密、体毛明显；腹大而充实，腹壁肥厚，以脐为中心膨满，但叩诊积气不明显，也无明显压痛；四肢皮肤粗糙、干燥、瘙痒、丘疹、风

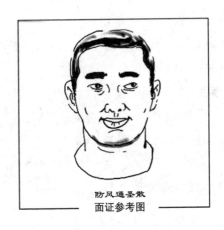

防风通圣散
面证参考图

团、苔藓化、痤疮、毛囊炎、皮炎等；食量大，以肉食为主，易大便秘结，或大便黏臭；女性月经量少或稀发，甚至闭经，易患多囊卵巢综合征。

【适用病症】首先推荐以下病症符合上述人群特征者使用本方，亦可基于循证医学证据辨病使用本方：

（1）以皮肤瘙痒、丘疹为表现的疾病，如皮肤瘙痒症、荨麻疹、皮炎、湿疹、银屑病、扁平疣、毛囊炎、痤疮等。

（2）过敏性疾病，如过敏性鼻炎、支气管哮喘、过敏性紫癜、花粉症、结膜炎等。

（3）以肥胖、便秘为表现的疾病，如单纯性肥胖（A）[290][291][292]、高血压（A）[293]、高脂血症（A）、糖耐量损伤（A）[294]、糖尿病、冠心病、非酒精性脂肪肝、习惯性便秘[295]、痔疮、抑郁症[296]等。

（4）肥胖女性的月经病，如不孕症、闭经、多囊卵巢综合征等。

【注意事项】

（1）孕妇、体质较差者、或食少便溏者慎用。

（2）服用本方较长时间时，剂量减半。

（3）Azushima研究中，54例患者中有1例肝酶升高。日本亦有药物性肺炎的报道[297]。

⓿❷❷ 防己黄芪汤

经典的风水病方，传统的补气祛风利水方，具有固肌表、消水肿、利腰膝的功效。现代研究提示能抗炎、镇痛、抑制肾纤维化、改善肾功能、对肺组织保护等。适用于以下肢浮肿、膝关节疼痛为特征的疾病等。

【经典配方】防己四两，甘草半两（炒），黄芪五两（去芦），生姜、白术各三两，大枣十二枚。上六味，咬咀，以水六升，煮取三升，分三服。服了坐被中，欲解如虫行皮中，卧取汗。(《金匮要略》）注：防己黄芪汤的用量较其他经方明显不同，黄芪仅一两一分，疑用量经后人改动。此处所录的防己黄芪汤为《千金要方》卷八风痹门所载。

【经典方证】风湿，脉浮、身重，汗出恶风者。（二）风水，脉浮为在表，其人或头汗出，表无他病，病者但下重，从腰以上为和，腰以下当肿及阴，难以屈伸。（十四）

【推荐处方】粉防己20g，生黄芪30g，白术15g，生甘草5g，生姜15g，红枣20g。以水1000mL，煮取汤液300mL，分2～3次温服。汤液色淡黄，味稍甜。

【方证提要】身重、浮肿、汗出、腰腿难以屈伸者。

【适用人群】生活富裕而缺乏运动的中老年女性多见；体

型偏胖或肥胖，腹、臀、腿硕大松软下坠，皮肤湿润，肤色黄白，浮肿貌；身体困重，有明显的疲劳感；易出汗，腋臭多见，夏天湿热时症状易发；腰、膝、踝关节疼痛，下肢浮肿，常致走路困难，检查多见骨质增生或关节腔积液。

【适用病症】 首先推荐以下病症符合上述人群特征者使用本方，亦可基于循证医学证据辨病使用本方：

（1）以浮肿为表现的疾病，如特发性水肿、急慢性肾小球肾炎等。

（2）以下肢关节肿痛为表现的疾病，如变形性膝关节炎（A）[298][299]、类风湿关节炎（B）[300][301]、风湿性关节炎、痛风性关节炎（B）[302]、腰椎间盘突出症、痛风等；亦可用于颈椎病、肩周炎（B）[303]。

（3）以多汗为表现的疾病，如感冒后皮肤收敛不好、多汗症、狐臭、汗臭、黄汗等；亦用于单纯性肥胖症、痈疖、附骨疽、荨麻疹。

（4）代谢综合征和心脑血管疾病，如高血压、糖尿病、高脂血症（A）[304]、脑血管疾病等。

【加减与合方】

（1）体格壮实，食欲正常者，合越婢加术汤。

（2）口渴、汗多者，合五苓散。

（3）气喘胸满、浮肿明显者，加麻黄 5 ~ 10g（B）[305]。

（4）血脂高者，加泽泻 30g。

（5）头晕头痛、腰腿无力者，加葛根 30g。

【注意事项】

（1）防己黄芪汤是消肿方、减肥方、止汗方。其作用是通过利尿来实现的。其人大多有浮肿。

（2）防己有汉防己、广防己之分，本方宜用汉防己，即防己科多年生藤本植物粉防己的根，饮片名粉防己。广防己含有易导致肾功能不全的马兜铃酸，不宜使用。

（3）黄芪防己的用量宜大，应在 30g 以上。

（4）虽然浮肿可以使用甘草，但前提是患者血压不高，甘草的用量不宜超过 10g。如血压高或肾脏损害者，可去甘草。

❷❸ 风引汤

经典的热瘫痫病方，传统的清热息风、定惊安神方，具有止抽搐、疗风瘫、治癫痫的功效。适用于以抽搐、多汗、狂乱为特征的疾病。

【经典配方】大黄、干姜、龙骨各四两，桂枝三两，甘草、牡蛎各二两，寒水石、滑石、赤石脂、白石脂、紫石英、石膏各六两。上十二味，杵，粗筛，以苇囊盛之。取三指撮，井花水三升，煮三沸，温服一升。(《金匮要略》)

【经典方证】治大人风引，少小惊痫瘛疭，日数十发，医所不疗。(五)

【推荐处方】大黄10～20g，干姜20g，桂枝15g，炙甘草10g，龙骨20g，牡蛎10g，寒水石30g，滑石30g，赤石脂30g，白石脂30g，紫石英30g，生石膏30g。以水1200mL，煎取300mL，分2～3次服用。或按上述比例，为细粉，每次取30g，布包，沸水泡服。汤液淡砖红色，混浊，静置后分层（上层淡褐，下层淡砖红色），味辛辣、甜。

【方证提要】抽搐、惊狂不安者。

【适用人群】体格比较壮实，怕热，口渴，多汗，大便干结；或抽搐、痉挛、头痛、肢体麻木，或惊狂、烦躁、好动难眠；脉浮大弦数、心率偏快，或腹主动脉搏动明显；通常为脑器质性损害者。

【适用病症】首先推荐以下病症符合上述人群特征者使用本方，亦可基于循证医学证据辨病使用本方：

（1）以高热、神昏、抽搐为主要表现的感染性疾病，如高热惊厥、脑炎、脑膜炎后遗症期、手足口病中枢神经系统并发症。

（2）非感染性疾病，如癫痫、小儿脑瘫、儿童多动症、脑卒中后癫痫、高血压、老年性痴呆等。

【注意事项】

（1）食欲不振、大便不成形者慎用。

（2）如舌红者，桂枝生姜可去。

（3）此方剂型为煮散，不能直接吞服药粉，需煎煮。

⑩㉔ 附子泻心汤

经典的急救方，传统的通阳消痞方，具有消痞、除烦、止血、救脱的功效。现代研究提示能抗缺氧、抗凝血等。适用于以心下痞、恶寒、精神萎靡、自汗为特征的疾病，如吐血、伤食、晕厥、中风等急症以及寒热错杂的慢性疾病。

【经典配方】 大黄二两，黄连一两，黄芩一两，附子一枚（炮去皮，破，别煮取汁）。上四味，切三味，以麻沸汤二升渍之，须臾，绞去滓，内附子汁，分温再服。(《伤寒论》)

【经典方证】 心下痞，而复恶寒，汗出者。(155)

【推荐处方】 制附子15~30g，大黄10g，黄连5g，黄芩5g。以水1000mL，先煎附子60分钟，再入他药，煮取汤液300mL，分2~3次温服。或用沸水200mL浸泡大黄、黄连、黄芩，附子另煎汁兑入也可。

【方证提要】 精神萎靡、心下痞、恶寒汗出者。

【适用人群】 体格比较壮实，面色黄黯或苍白，极度疲惫，无精打采；或脐腹隐痛，或腹胀腹泻，或胃痛嘈杂，或吐血便血，或口唇舌糜烂，或面部痤疮，或齿龈出血，或烦躁失眠，或头痛耳鸣等；男子或阳痿早泄，女子或月经稀发闭经；或脉沉无力而舌红苔腻，或脉滑大而舌淡胖。大多为大病顽症，中老年人多见。

【**适用病症**】首先推荐以下病症符合上述人群特征者使用本方，亦可基于循证医学证据辨病使用本方：

（1）以上腹部不适为主诉的疾病，如消化不良、慢性胃炎、胃及十二指肠溃疡、胆囊炎、心肌梗死等。

（2）以出血为表现的疾病，如上消化道出血、吐血、鼻衄、皮下出血、血小板减少性紫癜、再生障碍性贫血等。

（3）以头痛、烦躁甚至精神异常为表现的疾病，如高血压、中风、神经症等。

（4）以腹泻、头面部炎症为表现的疾病，如痤疮、口腔溃疡、多囊卵巢综合征等。

【**加减与合方**】

（1）便溏、舌胖大者，加干姜 10g，炙甘草 5g。

（2）心悸、烦躁不安、出冷汗者，加肉桂 10g。

（3）口腔溃疡反复发作者，加炙甘草 20g。

（4）腹泻或大便不成形者，加葛根 40g。

【**注意事项**】黄连、黄芩、大黄的用量不宜过大。

⓶⓹ 茯苓饮

经典的痰饮病方，传统的健脾理气化痰方，具有消痰气、去宿水、除腹胀、令能食的功效。适用于腹胀、心下痞、食欲不振、吐水、胃内有停水为表现的疾病。

【经典配方】茯苓三两，人参二两，白术三两，生姜四两，枳实二两（炙），橘皮一两半（切）。上六味，切，以水六升，煮取一升八合，去滓，分温三服，如人行八九里进之。忌酢物、桃李、雀肉等。(《外台秘要》)

【经典方证】主心胸中有停痰宿水，自吐水出后，心胸间虚，气满，不能食。消痰气，令能食方。(《外台秘要》)

【推荐处方】茯苓15g，党参10g，白术15g，生姜20g，枳壳15g，陈皮15g。以水1100mL，煮取400mL，分2~3次服用。

【方证提要】胸满腹胀、呕吐痰水、胃内辘辘水声、食欲不振者。

【适用人群】消瘦，面色黄白，缺乏光泽，唇舌黯淡，或面部轻度浮肿；食欲不振，缺乏饥饿感，或进食后腹部胀满，经常嗳气、吐水，反酸烧心；腹壁软弱无抵抗，或腹壁虽拘急但按之无底力，多见有胃内振水音和上腹部积气；头晕头痛、胸闷气短，血压偏低。

【适用病症】首先推荐以下病症符合上述人群特征者使用本方，亦可基于循证医学证据辨病使用本方：

（1）消化系统疾病，包括胃病（如胃下垂、胃动力不足、慢性胃炎、胃溃疡、阿司匹林伤胃、厌食症）、肠病（幼儿腹泻、肠易激综合征、习惯性便秘）及慢性胰腺炎等；亦用于腹部手术后疼痛等不适[306][307]。

（2）非消化系统疾病，如心功能不全、乳腺小叶增生、乳腺纤维瘤、子宫脱垂、低血压、晕车、湿疹、冻疮[308]等。

【加减与合方】

（1）吐水者，胃内停水者，苔腻者，可用苍术。

（2）呕吐剧烈、烦躁头痛者，合吴茱萸汤。

（3）恶心者，加半夏。现代多将此方与半夏厚朴汤联用[309]。

（4）胸闷痛者，合茯苓杏仁甘草汤，或合桂枝生姜枳实汤。

（5）便秘者用生白术，量可达30g以上，也可加麻仁。

026 茯苓桂枝白术甘草汤

经典的痰饮病方，传统的温阳化饮方，具有利水、定悸、定眩的功效。现代研究提示能改善胰岛素抵抗、脂质代谢、神经保护等。适用于以眩悸为特征的疾病。

【经典配方】茯苓四两，桂枝三两（去皮），白术、甘草（炙）各二两。上四味，以水六升，煮取三升，去滓，分温三服。(《伤寒论》《金匮要略》）

【经典方证】伤寒，若吐若下后，心下逆满，气上冲胸，起则头眩，脉沉紧，发汗则动经，身为振振摇者。(67) 心下有痰饮，胸胁支满，目眩。（十二）夫短气有微饮。（十二）

【推荐处方】茯苓20g，桂枝10g，肉桂5g，白术10g，炙甘草10g。以水1000mL，煮取汤液300mL，分2～3次温服。

【方证提要】心下逆满、气上冲胸、目眩、短气、心悸、口渴、震颤者。

【适用人群】消瘦，面色黄白，缺乏红光，轻度浮肿貌或眼袋明显；易乏力、胸闷气短，易心悸眩晕；多有口渴而不能多饮水，小便少，易腹泻，易吐水，胃内有振水声；舌淡红胖大有齿痕，脉多沉缓或浮弦。

【**适用病症**】首先推荐以下病症符合上述人群特征者使用本方，亦可基于循证医学证据辨病使用本方：

（1）以眩晕为表现的疾病，如缺铁性贫血（B）[310]、耳源性眩晕、高血压性眩晕、神经性眩晕、低血压（B）[311][312]、椎 – 基底动脉供血不足等。

（2）以心悸、胸闷、气短为表现的循环系统疾病，如风湿性心脏病、冠心病的预防（B）[313]和治疗、高血压性心脏病、肺源性心脏病、心功能不全（B）[314]、心律失常、心包积液、心脏神经症、心脏瓣膜病、心肌炎等。

（3）以胃内有停水为表现的消化道疾病，如胃下垂、消化性溃疡、慢性胃炎、神经性呕吐、胃肠神经症等。

（4）以咳嗽、痰多、胸闷、短气为表现的呼吸道疾病，如急慢性支气管炎、支气管哮喘、百日咳、胸膜炎等。

（5）以视力减退、目眩、羞明为表现的眼科疾病，如白内障、结膜炎、病毒性角膜炎、视神经炎、视神经萎缩、中心性浆液性脉络膜视网膜病变以及眼科手术所致羞明等。

（6）以小便不利、浮肿为表现的疾病，如特发性水肿、睾丸鞘膜积液等。

【**加减与合方**】

（1）消瘦、心悸明显，状如奔豚者，加红枣 30g。

（2）咳逆上气而头昏眼花者，加五味子 10g。

（3）浮肿者，甘草可适当减量。

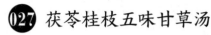

027 茯苓桂枝五味甘草汤

经典的咳喘病方，传统的平冲敛肺化饮方，具有止咳、平喘、定悸、固脱的功效。适用于以咳逆上气、心悸、头昏、多汗为特征的疾病。又名桂苓五味甘草汤。

【经典配方】茯苓四两，桂枝四两（去皮），甘草三两（炙），五味子半升。上四味，以水八升，煮取三升，去滓，分温三服。(《金匮要略》)

【经典方证】青龙汤下已，多唾口燥，寸脉沉，尺脉微，手足厥逆，气从小腹上冲胸咽，手足痹，其面翕热如醉状，因复下流阴股，小便难，时复冒者。（十二）

【推荐处方】茯苓20g，桂枝10g，肉桂10g，炙甘草15g，五味子15g。以水1000mL，煮取汤液300mL，分2～3次温服。

【方证提要】心悸、多汗、气短、头昏眼花、面红者。

【适用人群】消瘦，面色潮红[315]，面部浮肿，或眼袋明显；易气短乏力，易咳嗽气喘，易多汗，易心悸、头昏；或眼前发黑冒金星，或耳鸣耳聋；下肢冷感，排尿困难、量少；脉细弱，或脉空大无力。

【适用病症】首先推荐以下病症符合上述人群特征者使用

本方，小可基于循证医学证据辨病使用本方：

（1）以咳嗽气喘为表现的疾病，如支气管哮喘、慢性支气管炎、肺不张、肺气肿、肺心病等。

（2）无咳嗽气喘的疾病，如头面部皮炎、下肢冷痛、排尿困难、脊髓小脑变性、耳鸣、低血压、心脏病、癔症、神经症等。

【加减与合方】

（1）咳逆上气、心悸、头昏、多汗、脉弱数者，加山萸肉30g，龙骨 15g，牡蛎 15g。

（2）羸瘦而食欲不振者，加人参 10g，麦门冬 30g。

G

028 甘姜苓术汤

经典的肾着病方，传统的温中利水方，具有祛寒湿、治腰冷、治腹重、缩小便的功效。适用于以腰重而冷、浮肿、尿失禁为特征的疾病。

【经典配方】甘草、白术各二两，干姜、茯苓各四两。上四味，以水五升，煮取三升，分温三服，腰中即温。(《金匮要略》)

【经典方证】肾着之病，其人身体重，腰中冷，如坐水中，形如水状，反不渴，小便自利，饮食如故，病属下焦，身劳汗出，衣里冷湿，久久得之，腰以下冷痛，腹重如带五千钱。(十一)

【推荐处方】炙甘草10g，白术15g，干姜20g，茯苓20g。以水1000mL，煮取汤液300mL，分2～3次温服。汤液色淡黄，味辛辣。

【方证提要】身体困重、腰腹冷、小便无力、口不渴者。

【适用人群】面色黄白，无红光；腹部多松软下坠，常有腰腹部或腰背部冷痛沉重感，常有小便无力或尿失禁；口不渴，口水多，分泌物多且清稀不臭，如小便清长、水样便、水样带下、鼻涕如水等；舌体胖大边有齿痕，舌苔白厚或白滑，但饮食正常，食欲好。

【**适用病症**】首先推荐以下病症符合上述人群特征者使用本方，亦可基于循证医学证据辨病使用本方：

（1）以腰冷痛为表现的骨伤疾病，如急性腰扭伤、腰肌劳损、腰椎间盘突出症、坐骨神经痛、骨关节炎、腓肠肌痉挛等。

（2）以腹冷痛为表现的其他疾病，如肾结石、慢性盆腔炎、妊娠浮肿等。

（3）以分泌物清稀为表现的疾病，如带下、阴唇水肿、过敏性鼻炎、慢性支气管炎、急性胃肠炎、慢性结肠炎、急慢性湿疹、溃疡、漏管等。

（4）以大小便不利、无力、失禁等为表现的疾病，如前列腺增生症、肛瘘、脱肛、尿失禁（B）[316]等。

【**加减与合方**】

（1）乏力、颈项腰背酸痛者，合葛根汤。

（2）浮肿多汗者，合防己黄芪汤。

（3）腰背关节疼痛严重，并有恶寒、腹泻、四肢厥冷、脉沉者，加制附子 10g。

【**注意事项**】本方汤液辛辣，如难以承受者，饮用时可放入适量食糖。

029 甘草泻心汤

经典的狐惑病方，传统的清热解毒利湿方，具有黏膜修复、止泻、除烦的功效。现代研究提示能抗炎、抗病毒、口腔及胃肠黏膜保护、纠正小鼠肠道菌群失调等。适用于以消化道、生殖道、眼睛等黏膜充血、糜烂、溃疡为特征的疾病。

【经典配方】甘草四两（炙），黄芩三两，人参三两，干姜三两，黄连一两，半夏半升（洗），大枣十二枚（擘）。上七味，以水一斗，煮取六升，去滓，再煎取三升，温服一升，日三服。(《伤寒论》《金匮要略》)

【经典方证】其人下利，日数十行，谷不化，腹中雷鸣，心下痞硬满，干呕心烦不得安。(158) 狐惑之为病，状如伤寒，默默欲眠，目不得闭，卧起不安，蚀于喉为惑，蚀于阴为狐，不欲饮食，恶闻食臭，其面目乍赤、乍黑、乍白，蚀于上部则声喝。(三)

【推荐处方】姜半夏10g，黄芩15g，干姜10g，党参15g，炙甘草20g，黄连5g，红枣20g。以水1100mL，煮取汤液300mL，分2～3次温服。

【方证提要】口腔、咽喉、直肠、阴道黏膜糜烂者。

【适用人群】消瘦的青壮年患者居多，唇舌黯红，结膜充血；易口腔、咽喉、直肠黏膜糜烂，或阴道炎，或外阴部溃疡，或有皮肤损害；消化道症状多见，易腹泻，易上腹部不适，或嗳气反流，或口臭等；大多有焦虑、紧张、心悸、睡眠障碍等；上腹部按压缺乏弹性，腹直肌拘急。

【适用病症】首先推荐以下病症符合上述人群特征者使用本方，亦可基于循证医学证据辨病使用本方：

（1）以口腔、外阴溃疡为表现的疾病，如白塞病、复发性口腔溃疡、手足口病、宫颈糜烂、痔疮出血等。

（2）以腹泻为表现的疾病，如溃疡性结肠炎、克罗恩病、直肠溃疡、直肠炎、胃溃疡、艾滋病等。

（3）以失眠、烦躁为表现的精神心理疾病，如精神分裂症、抑郁症、焦虑症、梦游症、神经症、更年期综合征等。

（4）以红斑渗出为表现的皮肤黏膜疾病，如湿疹、带状疱疹、银屑病、结节性红斑、疱疹、丘疹、痤疮、多形红斑、脓皮病等。

【加减与合方】

（1）便秘、舌苔厚，或有高血压、衄血者，加大黄10g。

（2）头昏、困乏、肩痛、口渴者，加葛根30g。

（3）发热、皮肤瘙痒者，加柴胡15g。

【注意事项】方中甘草用量较大，可能有反酸、腹胀及浮肿、血压升高等副作用。

⑬⓪ 甘麦大枣汤

经典的脏躁病方，传统的安神养心方，具有止哭泣、止躁动、止汗、缓急的功效。现代研究提示能抗抑郁、改善睡眠、镇静等。适用于神情恍惚、喜悲伤为特征的精神心理疾病。

【经典配方】甘草三两，小麦一升，大枣十枚。上三味，以水六升，煮取三升，温分三服。(《金匮要略》)

【经典方证】妇人脏躁，喜悲伤欲哭，象如神灵所作，数欠伸。(二十二)

【推荐处方】炙甘草10~20g，淮小麦或浮小麦30~100g，红枣10g。以水1000mL，煮取汤液300mL，分2~3次温服。

【方证提要】脏躁，喜悲伤欲哭者。

【适用人群】消瘦，面容憔悴，缺乏红光，贫血貌，女子多见，儿童也可见；神情恍惚，言行失常，无故悲伤，易于落泪，或哭叫无节，易疲乏，呵欠频作，大多有受惊吓，或情感受挫等诱因；或头昏心悸，或失眠多梦，或盗汗自汗，或抽动痉挛等；全身肌肉紧张，或四肢僵直，或腹直肌多拘挛如板状，但亦有软弱者；饮食如常，腹部无不适，喜甜食；舌淡红苔光，脉虚细。

【适用病症】 首先推荐以下病症符合上述人群特征者使用本方，亦可基于循证医学证据辨病使用本方：

（1）以精神恍惚、喜悲伤、急躁为表现特征的疾病，如抑郁症（A）[317]、焦虑症（A）[318]、强迫症、创伤后应激障碍、精神分裂症、躁狂症、神经症、更年期综合征、小儿夜啼证等。

（2）以自汗盗汗为表现的疾病，如病后自汗、植物神经功能紊乱等。

（3）以抽搐、肌肉痉挛为表现的疾病，如痉挛性咳嗽、胃肠痉挛的腹痛（B）[319]、癫痫、面肌痉挛、抽动症、小儿多动症等。

【加减与合方】

（1）不定愁诉甚多，脉细者，加百合30g。

（2）脐腹动悸，自汗，乱梦多者，加龙骨15g，牡蛎15g。

（3）恍惚不安、失眠盗汗、头痛者，合酸枣仁汤。

（4）焦虑不安、心悸多汗、脐跳者，合柴胡桂枝干姜汤。

（5）胸闷、咽喉异物感者，合半夏厚朴汤。

（6）焦虑惊恐不安、失眠多噩梦者，合温胆汤。

（7）舌红、憔悴、皮肤干燥、月经量少者，合百合地黄汤。

【注意事项】 方中甘草用量较大，可能有反酸、腹胀及浮肿、血压升高等副作用。

031 葛根汤

经典的太阳病方，传统的解肌散寒升清方，具有发汗、松项背、利头目、治腹泻、促月经的功效。现代研究提示能解热、镇痛、抗炎、抗过敏、抗凝、改善头部供血、抗疲劳、抗心律失常等作用。适用于以恶寒无汗、颈项腰背强痛、嗜睡等为特征的疾病。

【经典配方】葛根四两，麻黄三两（去节），桂枝二两（去皮），生姜三两（切），甘草三两（炙），芍药二两，大枣十二枚（擘）。上七味，以水一斗，先煮麻黄、葛根，减二升，去白沫，内诸药，煮取三升，去滓。温服一升，覆取微似汗。（《伤寒论》《金匮要略》）

【经典方证】太阳病，项背强几几，无汗，恶风。（31）太阳与阳明合病者，必自下利。（32）太阳病，无汗而小便反少，气上冲胸，口噤不得语，欲作刚痉。（二）

【推荐处方】葛根30g，生麻黄10g，桂枝10g，白芍10g，炙甘草5g，生姜15g，红枣20g。以水1100mL，煮取汤液300mL，分2～3次温服。汤液色淡褐，味辛涩、微甜。

【方证提要】项背强、自下利、无汗、肌肉痉挛者。

【适用人群】体格强健，肌肉厚实，特别是项背部肌肉厚

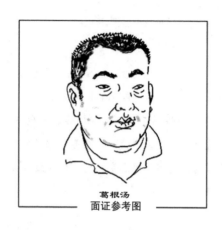

葛根汤
面证参考图

实或隆起，脉象有力，体力劳动者或青壮年多见；面色黄黯或黝黑，皮肤粗糙干燥，背部以及面部多有痤疮、皮肤疮癣等；平时不容易出汗，许多疾病在汗后减轻，有夏轻冬重的趋向；有疲劳感、困倦、嗜睡（A）[320][321]，反应比较迟钝；易有头项腰背拘急疼痛，易有头昏头晕、耳鸣耳聋、鼻塞流涕，易腹泻，或大便不成形；女性多见月经紊乱，表现为月经量少、月经周期较长或闭经、痛经等。

【**适用病症**】首先推荐以下病症符合上述人群特征者使用本方，亦可基于循证医学证据辨病使用本方：

（1）以发热无汗为表现的疾病，如感冒（A）[322]、肺炎、支气管炎、麻疹、痘疮、脑膜炎、淋巴结炎、丹毒、猩红热、乳腺炎初期、疔疮初起；亦有用于预防流感者（B）[323]。

（2）以项背、腰腿强痛为表现的疾病，如颈椎病（B）[324]、落枕、肩周炎（B）[325]、腰椎间盘突出症、急性腰扭伤、慢性腰肌劳损等。

（3）肌肉痉挛性疾病，如痉挛性项背强[326]、痉挛性麻痹、破伤风、小儿麻痹、脊髓空洞等。

（4）头面部的慢性炎症，如皮炎、急慢性湿疹、荨麻疹、痤疮、毛囊炎、牙周脓肿、牙髓炎、鼻塞（B）[327]、鼻窦炎、过敏性鼻炎[328]、中耳炎等。

（5）以五官感觉失灵为表现的疾病，如突发性耳聋、面神经麻痹、颞下颌关节紊乱综合征。

（6）以头昏重为表现的疾病，如高血压、脑动脉硬化、脑梗死、醉酒、白内障术后虹膜睫状体炎（A）[329][330]。

（7）以月经不调为表现的疾病，如多囊卵巢综合征、月经过期不来、闭经、痛经。

（8）急性结肠炎、赤利初期伴有里急后重、脉浮数而紧者。

【加减与合方】

（1）鼻炎、鼻窦炎，加川芎15g，辛夷花10g。

（2）痤疮、多囊卵巢综合征、脑梗死、颈椎病等见面黄黯、项背强、头晕困乏者，合桂枝茯苓丸。

（3）闭经、月经稀发、头痛、脑梗死等见面黄便溏、舌淡者，合当归芍药散。

（4）头面部的疮疖、暴聋、牙痛、头痛、便秘见面油亮者，合泻心汤。

（5）感冒、腰痛、突发性耳聋、闭经见极度困倦者，合麻黄附子细辛汤。

【注意事项】

（1）体型瘦弱者，体弱多病者，瘦弱面白多汗者，心功能不良者，心律不齐者慎用。

（2）服用本方后，如心悸多汗有虚弱感者，需减量或停服。

（3）本方宜餐后服用。

（4）本方证多无典型腹证，但大塚敬节发现葛根汤证患者多于脐上（约水分穴处）有局限性压痛，可用作葛根汤使用的参考之一。

⓪③② 葛根芩连汤

经典的热利方，传统的解表清热方，具有清热止泻的功效。现代研究提示能解热、抗菌、抗病毒、抗缺氧、降糖、调节脂质代谢、解痉、抑制胃肠运动、调节肠道菌群、抗心律失常等。适用于以腹泻、汗出、项背强急、脉滑数为特征的疾病。

【经典配方】葛根半斤，甘草二两（炙），黄芩三两，黄连三两。上四味，以水八升，先煮葛根减二升；内诸药，煮取二升，去滓，分温再服。(《伤寒论》)

【经典方证】太阳病……利遂不止，脉促者……喘而汗出者。(34)

【推荐处方】葛根40g，黄连10g，黄芩10g，炙甘草10g。以水900mL，煮取汤液200mL，分2次温服。

【方证提要】项背强、腹泻、烦热、多汗、口干、脉滑数者。

【适用人群】体格比较壮实，肥胖倾向，面红，唇舌黯红，结膜充血，满面油腻；怕热，多汗，汗多黏臭；全身困重，尤其以项背强痛不舒为特征，如头晕困倦、腰背酸重、背部痛疳、下肢无力等；容易腹泻，或酒后腹泻，或平时大便不成形，或大便黏臭，或便秘不畅；食欲旺盛，经常有饥饿感，口干口苦，口腔异味重；饭局多、喝酒多、工作压力大的中年男性多见，体检多见血糖高、血压高、血脂高、心率偏快或心律不齐。

【适用病症】首先推荐以下病症符合上述人群特征者使用本方，亦可基于循证医学证据辨病使用本方：

（1）以腹泻为表现的疾病，如急性肠炎、痢疾、小儿中毒性肠炎、肠伤寒、糖尿病腹泻、醉酒等。

（2）以头痛发热为表现的疾病，如麻疹、乙型脑炎、流行性感冒、口腔溃疡、牙周炎、牙周脓肿等。

（3）以头晕、腰背困重为表现的疾病，如糖尿病（B）[331]、高血压、脂肪肝、冠心病、心律失常、颈椎病等。

【加减与合方】

（1）口干苦，食欲旺盛，血糖高者，黄连可重用。

（2）烦躁、头痛、便秘或大便黏臭者，或有高血压、出血倾向，或牙周脓肿、牙痛者，加大黄 10g。

（3）糖尿病导致腰腿无力、下肢皮肤变色者，或性功能障碍者，加怀牛膝 30g。

（4）心下痞、恶心呕吐者，加姜半夏 15g。

【注意事项】精神倦怠，脉沉缓者慎用。

⓪③③ 桂枝汤

经典的太阳病方，传统的调和营卫方，具有平冲气、止自汗、除虚热的功效。现代研究提示能解热、抗炎、镇静、镇痛、抗疲劳等，对血压和心率、胃肠运动、免疫功能、汗腺分泌均具有双向调节作用。适用于以自汗出、脉弱等为特征的疾病和虚弱体质的调理。

【经典配方】桂枝三两（去皮），芍药三两，甘草二两（炙），生姜三两（切），大枣十二枚（擘）。上五味，㕮咀三味，以水七升，微火煮取三升，去滓，适寒温，服一升。服已须臾，啜热稀粥一升余，以助药力。温覆令一时许，遍身漐漐微似有汗者益佳，不可令如水流漓，病必不除。若一服汗出病差，停后服，不必尽剂。若不汗，更服依前法。又不汗，后服小促其间，半日许令三服尽。若病重者，一日一夜服，周时观之。服一剂尽，病证犹在者，更作服；若汗不出，乃服至二三剂。禁生冷、黏滑、肉面、五辛、酒酪、臭恶等物。(《伤寒论》)

【经典方证】阳浮者，热自发；阴弱者，汗自出。啬啬恶寒，淅淅恶风，翕翕发热，鼻鸣干呕者。(12) 头痛发热，汗出恶风。(13) 下之后，其气上冲者。(15) 外证未解，脉浮弱者。（42）病常自汗出者。（53）病人脏无他病，时发热，自汗出而不愈者。（54）脉迟，汗出多，微恶寒者。（234）病人烦热……脉浮虚者。（240）吐利止而身痛不休者。（387）

【推荐处方】桂枝15g，白芍15g，炙甘草10g，生姜15g，红枣20g。以水1000mL，煮取汤液300mL，分2~3次温服。药后喝一碗热稀粥，并注意避风保暖。汤液呈淡褐色，味辛、甜。

【方证提要】气上冲、腹中痛、自汗、发热，脉浮弱者。

【适用人群】体型消瘦，形容憔悴，面色苍白或黄白，缺乏光泽；胸廓扁平，腹壁薄，腹直肌菲薄而紧张；嘴唇黯紫，舌质淡红或黯淡，舌体柔软，舌面湿润或干腻；脉多虚缓，轻取即得，重按无力中空，状如葱管，一般心率不快，但也有数者，但必定无力，多见于血压低，或心功能不全者；易出汗，尤以自汗为多；易心悸，易头昏晕厥，易饥饿，易有溃疡，易失眠、多梦，易疲劳、持久力差，对寒冷、疼痛敏感；先天禀赋不足、年高体衰、平素多病者比较多见。体质的形成大多与大病、手术、化疗、过度用药、月经期、产后、大出血、创伤、剧烈运动、极度惊恐、寒冷、饥饿等因素相关。

【适用病症】首先推荐以下病症符合上述人群特征者使用本方，亦可基于循证医学证据辨病使用本方：

（1）以出汗异常为表现的病证，如产后或术后的自汗、植物神经功能紊乱等。

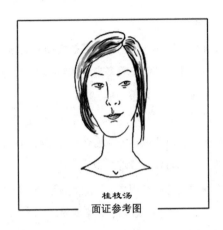

桂枝汤
面证参考图

（2）以发热、自汗为表现的疾病，如感冒发热、持续性发热、手术后吸收热等。

（3）以对寒冷过敏、分泌物清稀为表现的疾病，如过敏性鼻炎、哮喘等。

（4）以腹痛为表现的疾病，如肠易激综合征（A）[332][333]、过敏性紫癜、胃炎、消化性溃疡等，亦用于与 α–葡萄糖苷酶抑制剂相关的消化道反应（A）[334]。

（5）以皮损不红、局部黯淡为表现的皮肤疾病，如痤疮、荨麻疹、湿疹、溃疡不愈合。

（6）以心悸、头晕、脉弱为表现的疾病，如低血压、排尿性晕厥、心脏病、贫血等。

【加减与合方】

（1）腹痛便秘，本方倍白芍，名桂枝加芍药汤。

（2）胸满腹胀、咳喘、痰多者，加厚朴 15g，杏仁 15g。

（3）便秘腹痛，加大黄 10g。

（4）自汗盗汗、黄汗浮肿、小便不利者，加黄芪 15g。

（5）汗多、食欲不振、脉沉迟者，加人参 10g。

（6）头晕、项背拘急或腹泻者，加葛根 30g。

（7）胸腹部的搏动感明显者，加龙骨 15g，牡蛎 15g。

（8）荨麻疹，皮肤干燥者，合麻黄汤。

【注意事项】

（1）服用桂枝汤后，一般要喝热粥，并要温覆取汗，避风保暖，饮食宜清淡。

（2）肥胖之人，或发热恶寒无汗者，或发热、烦躁、口渴引饮、舌红、苔干或黄腻者，或吐血衄血、凝血机制障碍者，或心动过速者，当忌用或慎用。

ⓞ㉞ 桂枝加制附子汤

经典的太阳病方，传统的温经回阳方，具有强壮、止汗、镇痛的功效。现代研究提示能抗休克、抗心肌缺血、缺氧及抗炎镇痛等。适用于发汗过多导致的亡阳证，以及以多汗、怕冷、身体疼痛、脉弱为特征的疾病。

【经典配方】桂枝三两（去皮），芍药三两，甘草二两（炙），生姜三两（切），大枣十二枚（擘），附子一枚（炮，去皮，破八片）。上六味，以水七升，煮取三升，去滓，温服一升。(《伤寒论》)

【经典方证】太阳病，发汗，遂漏不止；其人恶风，小便难，四肢微急，难以曲伸者。(20)

【推荐处方】桂枝10g，肉桂5g，白芍15g，炙甘草10g，生姜15g或干姜10g，红枣20g，制附子10g。以水1000mL，先煎附子30分钟以上，再入他药，煮取汤液300mL，分2～3次温服。

【方证提要】汗出不止、恶风、关节疼痛、脉沉者。

【适用人群】桂枝汤体质而见面如土灰色，或惨白，精神萎靡，脉沉细或空大无力者；或关节疼痛，或汗出较多，或小便不利者。

【适用病症】首先推荐以下病症符合上述人群特征者使用本方，亦可基于循证医学证据辨病使用本方：

（1）各种休克，如误用发汗剂之后出现的过汗虚脱、心动过缓、心肌梗死、心肌炎等，亦用于开胸手术后的多汗、疼痛（A）[335]。

（2）以关节疼痛为表现的疾病，如慢性腰腿痛、腰椎退变增生、腰肌劳损、腰椎间盘突出症、关节炎、颈椎病等，亦有用于半身不遂、小儿麻痹、肺结节病者（A）[336]，亦有用于腹痛者（B）[337]。

（3）以汗出不止、怕冷为表现的疾病，如感冒、变态反应性鼻炎、哮喘、更年期综合征等。

【加减与合方】

（1）汗多、心悸者，加龙骨 15g，牡蛎 15g。

（2）面黄、便溏、怕冷、身困乏力者，加白术 20g，或合真武汤。

035 桂枝加葛根汤

经典的太阳病方，传统的调和营卫、解肌升清方，具有止汗、松项背、利头目的功效。现代研究提示能改善头面部供血，解除颈背部肌肉痉挛等。适用于以头项强痛、自汗为特征的疾病。

【经典配方】桂枝五两，生姜八两，甘草二两（炙），葛根八两，芍药三两，大枣十二枚。上六味切，以水七升，煮取二升半，服八合，日三，温覆取汗。（《外台秘要》）注：《伤寒论》本方与葛根汤相同，宋代林亿等认为有误，应该是桂枝汤加葛根。（此方录自《外台秘要》卷第十四）

【经典方证】太阳病，项背强几几，反汗出恶风者。（14）疗中风身体烦疼，恶寒而自汗出，头项痛急。（《外台秘要》）

【推荐处方】葛根40g，桂枝25g，白芍15g，炙甘草10g，生姜40g或干姜10g，红枣20g。以水1100mL，煮取汤液300mL，分2～3次温服。避风寒。

【方证提要】汗出、恶风、身体痛、头项强痛者。

【适用人群】体型中等或消瘦的中老年人居多，面色苍白或黄黯，憔悴，缺乏光泽；舌淡红或黯紫，或黯红而不鲜活；脉浮弱，轻取即得，但按之无力，常有心悸，腹主动脉搏动感明显；常有头晕头痛，或头项腰背拘急无力，或手足抽搐或震颤，或思维迟钝、言语謇涩，或失眠多梦，或健忘，或烦躁，或口眼歪斜，或视物模糊，或耳鸣耳聋等。

【适用病症】首先推荐以下病症符合上述人群特征者使用本方，亦可基于循证医学证据辨病使用本方：

（1）以头痛头昏为表现的疾病，如高血压、脑梗死、脑供血不足、失眠等。

（2）以项背部拘急感为表现的疾病，如颈椎病、颈肩肌肉紧张综合征、腰椎病等；亦用于药物性锥体外系反应（B）[338]。

【加减与合方】

（1）消瘦不明显，或皮肤松弛而下肢浮肿者，可去甘草，加黄芪 30g。

（2）肤色黄黯、皮肤粗黑者，加麻黄 5g。

（3）头痛、头晕者，加川芎 15g。

（4）便秘苔厚，加大黄 5 ~ 10g。

【注意事项】此方服后可能出现牙痛、虚弱感、饥饿感、头面部发热感、便秘等，只要原有症状改善，不必改方，减少服用量即可。

036 桂枝加龙骨牡蛎汤

经典的虚劳病方，传统的调和营卫、固精敛阳方，具有治梦精、除惊狂、定悸、止汗的功效。适用于以胸腹动悸、易惊、失眠多梦、脉大而无力为特征的疾病。

【经典配方】桂枝、芍药、生姜各三两，甘草二两，大枣十二枚，龙骨、牡蛎各三两。上七味，以水七升，煮取三升，分温三服。(《金匮要略》)

【经典方证】夫失精家，少腹弦急，阴头寒，目眩发落，脉极虚芤迟，为清谷、亡血、失精。脉得诸芤动微紧，男子失精，女子梦交。(六)

【推荐处方】桂枝 10g，肉桂 5g，白芍 15g，炙甘草 10g，生姜 15g 或干姜 5g，红枣 30g，龙骨 15g，牡蛎 15g。以水 1100mL，煮取汤液 300mL，分 2～3 次温服。

【方证提要】虚弱体质，见精神亢奋、胸腹动悸、易惊、失眠、多梦、自汗盗汗、梦交失精、脉浮大而无力者。

【适用人群】体型偏瘦，皮肤白皙湿润，毛发细软发黄稀少，容易脱落；易惊恐、烦躁、不安定、精神错乱，易失眠、乱梦纷纭，儿童夜惊夜啼；易疲劳，不耐体力劳动，易出汗，特别是盗汗；腹直肌紧张，脐腹部的搏动感，心尖区搏动；脉浮大而中空，轻按即得，重按则无；男子多见早泄、遗精、性梦，或精子活力下降或数量不足，女子多见梦交、带下多等；此体质的形成与先天不足有关，同时也与后天的过劳、营养不良、缺钙缺锌、光照不足、运动少、过汗、睡眠不足、腹泻、大量出血、性生活过度、过度惊恐有关。

【适用病症】 首先推荐以下病症符合上述人群特征者使用本方，亦可基于循证医学证据辨病使用本方：

（1）以性功能障碍或生殖障碍为表现的疾病，如阳痿、遗精、性梦、慢性前列腺炎、精子质量低下者；亦有用于高龄、痴呆相关的异常性性行为。

（2）以心动悸为表现的疾病，如先天性心脏病、风湿性心脏病、心脏瓣膜病、病毒性心肌炎、冠心病心绞痛、心包炎合并心包积液、心律失常、低血压等。

（3）以失眠、自汗为表现的疾病，如更年期综合征、焦虑症等。

（4）以气喘、头昏为表现的疾病，如支气管哮喘[339]、肺气肿、心源性哮喘、贫血等。

（5）以自汗盗汗、脱发、抽搐为表现的疾病，如儿童缺钙、癫痫、脑瘫、大脑发育不良等。

（6）放射性皮炎（B）[340]。

【加减与合方】

（1）气喘汗多，加五味子10g，山萸肉15g，人参10g，麦门冬 20g。

（2）食欲不振，加山药 30g。

（3）更年期综合征见面黄浮肿、舌体胖大者，合真武汤。

【注意事项】本方宜汤剂，因散剂可能导致腹胀、食欲不振。

037 桂枝茯苓丸

经典的妇人病方，传统的活血化瘀方，具有消癥瘕、平冲逆、止腹痛、止漏下的功效。现代研究提示能降低血黏度、降血脂、抑制动脉粥样硬化形成、扩张微血管、改善微循环、调节性激素的分泌、促进排卵、抑制前列腺增生、改善肾脏病理变化和肾功能、抗炎；抗肿瘤、抑制肿瘤血管生成等。适用于以气上冲、少腹急结、肌肤甲错为特征的各科疾病以及瘀血性体质的调理。

【**经典配方**】桂枝、茯苓、牡丹（去心）、芍药、桃仁（去皮尖，熬）各等分。上五味，末之，炼蜜和丸，如兔屎大，每日食前服一丸。不知，加至三丸。（《金匮要略》）

【**经典方证**】妇人宿有癥病，经断未及三月，而得漏下不止。（二十）

【**推荐处方**】桂枝 15g，茯苓 15g，赤芍 15g，丹皮 15g，桃仁 15g。以水 1000mL，煮取汤液 300mL，分 2～3 次温服。也可按照传统做成丸，或装胶囊服用[341]。

【**方证提要**】面红或紫红，腹部充实，左下腹触及抵抗感，或有压痛，头痛昏晕，失眠，烦躁，动悸，舌质黯或有紫点者。

【适用人群】体格比较健壮，面色多红或潮红，或黯红，或发青，或面部皮肤粗糙或鼻翼毛细血管扩张，眼圈发黑，唇色黯红，舌质黯紫或黯淡，舌边紫色或舌底静脉怒张等；皮肤干燥易起鳞屑，特别是下肢皮肤更为明显，或小腿易抽筋，静脉曲张，不能久行，或下肢浮肿或独脚肿，或下肢肌肉有绑紧感，或下肢皮肤色黯，发黑，膝盖以下发凉，易生冻疮，足底皲裂、鸡眼；腹部大体充实，尤其是小腹部，脐周尤其是脐左下部充实而有力，有明显抵抗感，位置固定，大多主诉有压痛[342][343]，有时压痛处可触及凝结或癥块；易有便秘、腰痛、腿疼、痔疮、阑尾炎、盆腔炎、前列腺肥大等；易潮热、头痛、失眠、烦躁、发怒、情绪激动，易头昏、记忆力下降、思维迟钝、语言謇涩等。这种体质不分男女，成年人多见，中老年人更多见。

【适用病症】首先推荐以下病症符合上述人群特征者使用本方，亦可基于循证医学证据辨病使用本方：

（1）以月经淋漓不尽为表现的妇科疾病，如产后恶露不尽、胎盘残留、子宫内膜增殖症。

（2）以腹痛为表现的妇科疾病，如月经前证候群（B）[344]、痛经、子宫内膜异位症、子宫腺肌病（A）[345]、慢性盆腔炎、慢性附件炎等。

（3）以肿块、闭经为表现的妇科疾病，如乳腺增生症（B）[346]、卵巢囊肿（B）[347]、纳氏囊肿、子宫肌瘤（A）[348]、多囊卵巢综合征、卵巢癌（B）[349][350]等；亦有将其用于催生者[351]。

（4）以胸闷气喘为表现的疾病，如支气管哮喘、慢性阻塞性肺病（COPD）、肺动脉高压症、胸膜炎、胸腔积液等。

（5）以血黏度高为特征的疾病[352]，如糖尿病、高血压、高脂血症、脑梗死（A）[353][354]、心肌梗死、下肢深静脉血栓（A）[355]、经济舱综合征等；预防房颤患者血栓形成（B）[356]。

（6）以便秘为表现的肾病，如急慢性肾功能不全、慢性肾病、糖尿病肾病、痛风等。

（7）伴有便秘、腰痛的肛肠病，如痔疮、肛裂、习惯性便秘等。

（8）以面部局部紫黯为表现的慢性感染性疾病，如痤疮、酒渣鼻、麦粒肿、毛囊炎、湿疹[357]、Schamberg病[358]等。

（9）以皮肤干燥脱屑为特征的疾病，如银屑病、脱发等。

（10）以腰腿痛、行走困难为表现的骨关节疾病，如腰椎间盘突出、更年期非特异性腰痛（A）[359]、坐骨神经痛、骨关节炎、骨质疏松（A）[360][361]等。

（11）以腰痛、便秘为表现的男科疾病，如前列腺肥大、精索静脉曲张（B）[362]、阳痿、不育症等。

（12）以下肢疼痛、浮肿、溃疡为表现的疾病，如糖尿病足、下肢溃疡、静脉曲张等。

（13）以潮热、冷症为主要表现的疾病，如卵巢早衰、围绝经期综合征（A）^{[363][364][365][366]}；亦有用于前列腺癌内分泌治疗后睾酮水平低下所致潮热。

（14）伴有焦虑抑郁的身心疾病，如紧张性头痛（B）^[367]。

【加减与合方】

（1）闭经、多囊卵巢综合征、子宫内膜增殖、恶露不尽、子宫内膜炎、腰椎病、痔疮等见面黯红、腹痛便秘者，加制大黄 10g，怀牛膝 30g。

（2）慢阻肺、哮喘、间质性肺病、肺纤维化、心脏病等见面黯红、唇舌紫、胸闷气短者，加当归 10g，川芎 15g。

（3）冠心病心绞痛、心功能不全等见面黄黯、胸闷、腹胀者，加枳壳 20g，陈皮 30g，生姜 20g。

（4）哮喘、脑梗死、糖尿病、高血压、高脂血症、代谢综合征见上半身饱满、上腹部充实压痛者，合大柴胡汤。

（5）痤疮、毛囊炎、高血压、高黏血症等见面油黯红、便秘者，合泻心汤。

（6）痤疮、多囊卵巢综合征、脑梗死、颈椎病等见面黄黯、项背强、头晕困乏者，合葛根汤。

（7）晚期糖尿病、冠心病、脑梗死、房颤、慢性肾炎、肾病综合征、颈椎病等见腹部松软、易饥、浮肿、多汗者，合黄芪桂枝五物汤。

（8）腰痛、腹痛、痛风疼痛剧烈，合麻黄附子细辛汤。

（9）病毒性肝炎、慢性肾病、结缔组织疾病和生殖系统疾病，以乏力为主要表现者，日本医家常合用补中益气汤。

【注意事项】

（1）月经过多者或凝血机制障碍者慎用或忌用。同时服用华法林钠片、阿司匹林等抗凝剂者，宜减少本方的用量。

（2）部分患者服药后可出现腹泻。

（3）孕妇慎用或忌用。

（4）日本有服用本方后因方中桂枝导致肝功能异常的报道[368]。

038 桂枝芍药知母汤

经典的关节病方，传统的祛风寒清湿热方，具有消肿止痛的功效。适用于以关节肿大、疼痛为特征的关节病。

【经典配方】桂枝四两，芍药三两，甘草二两，麻黄二两，生姜五两，白术五两，知母四两，防风四两，附子二枚（炮）。上九味，以水七升，煮取二升，温服七合，日三服。(《金匮要略》)

【经典方证】诸肢节疼痛，身体尪羸，脚肿如脱，头眩短气，温温欲吐。（五）

【推荐处方】桂枝20g，白芍15g，炙甘草10g，麻黄10g，生姜25g，白术25g，知母20g，防风15g，制附子10～30g。以水1500mL，附子先煎30～60分钟，后入他药，煮取汤液300mL，分2～3次温服。

【方证提要】关节肿痛剧烈难忍者。

【适用人群】面色黄黯无光泽，身体虚寒怕冷；关节肿大变形，疼痛剧烈，甚至浮肿，行走困难。

【适用病症】首先推荐以下病症符合上述人群特征者使用本方，亦可基于循证医学证据辨病使用本方：

（1）关节疼痛的自身免疫性疾病：风湿热、亚急性变应性败血症、类风湿关节炎（A）[369]、强直性脊柱炎、红斑狼疮、紫癜肾、干燥综合征、关节型银屑病。

（2）骨关节及其周围组织疾病：增生性骨关节病（骨关节炎、骨质增生）、肩周炎、腱鞘炎、腰椎间盘突出症、坐骨神经痛、梨状肌综合征、股骨头坏死、膝关节滑膜炎、膝关节积液、颞下颌关节紊乱综合征、痛风等。

【加减与合方】

（1）关节疼痛剧烈、不能屈伸者，去附片，加制川乌10～15g，制草乌10～15g，北细辛10g。三药先煎1小时，同时知母需加量至30g以上。

（2）下肢关节肿痛者，加怀牛膝15g，薏苡仁30g。

（3）疼痛剧烈伴有关节畸形者，可加全蝎5g、蜈蚣10g。

【注意事项】

（1）心功能不全者慎用。

（2）关节肿痛发红而有灼热感，身体无畏寒怕冷、尿赤便干、烦躁亢奋、舌红脉滑属热痹者慎用。

（3）如用附子或乌头，必须先煎解毒。

（4）中国有服用桂枝芍药知母汤引起肝功能损伤和月经失调的报道[370]。

H

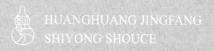

⓪㊂㊉ 黄连解毒汤

古代的温热病方，传统的清热泻火解毒方，具有解热毒、除烦热、止血等功效。现代研究提示能抑菌、抗内毒素、抗炎、解热、降糖、降脂、降压、改善胰岛素抵抗、促进胃肠动力、抑制胃酸分泌、催眠、抗凝、抗血小板聚集和活化、改善脑缺血、改善外周循环等。适用于以神昏错语、烦躁失眠、心悸、舌红口燥、脉滑数等为特征的疾病。

【原书配方】 黄连三两，黄芩、黄柏各二两，栀子十四枚（擘）。上四味，切，以水六升，煮取二升，分二服。(《外台秘要》)

【原书方证】 时疾三日已汗解，因饮酒复剧，苦烦闷干呕，口燥呻吟，错语不得卧。(《外台秘要》) 伤寒时气温病，若已六七日，热极，心下烦闷，狂言见鬼，欲起走。烦呕不得眠。(《肘后方》)

【推荐处方】 黄连 5～15g，黄芩 10g，黄柏 10g，山栀子 15g。以水 1000mL，煮取汤液 300mL，分 2 次温服。汤液色橙红，味苦。

【方证提要】 身大热，胸闷，烦躁，不得眠，神昏谵语，口干舌燥者。

【适用人群】体格强健，面色潮红或红黑，有油光，目睛充血或多眵，口唇黯红或紫红；易焦虑或抑郁，易失眠多梦，易头昏头痛，易记忆力减退、注意力不集中等；平时喜凉恶热，喜凉饮，多汗，口干口苦；易发口腔溃疡，咽痛，小便黄短，皮肤常有疮疖，男性多有足癣，女性多有黄带；舌质红或黯红，质坚敛苍老，舌体转动不灵活或僵硬，舌苔多见黄或黄腻，脉象多滑利或数。

【适用病症】首先推荐以下病症符合上述人群特征者使用本方，亦可基于循证医学证据辨病使用本方：

（1）急性传染病及急性感染性疾病过程中的中毒性脑病，亦用于中枢性发热（B）[371]。

（2）非感染性脑病，如自主神经紊乱（B）[372]、精神分裂症（B）[373][374]、焦虑症、阿尔茨海默病。

（3）代谢综合征与脑血管病变，如原发性高血压（A）[375][376]、高纤维蛋白原血症、高黏血症、腹型肥胖（B）[377]、脑梗死（A）[378][379]、脑出血、脑血管性痴呆、蛛网膜下腔出血。

（4）消化道感染性疾病，如急性肝炎、急性胃肠炎、菌痢等；亦用于重症腹部外科术后胃肠功能障碍（B）[380]。

（5）过敏性及化脓性皮肤病，如毛囊炎、湿疹、特应性皮炎（B）[381]、脓疱疮、真菌感染、性病、疖、丹毒、痤疮（A）[382]、蜂虫咬伤（B）[383]、化脓性关节炎、掌足脓疱病、皮肤瘙痒症（A）[384][385]等。

（6）自身免疫性疾病，如类风湿关节炎、血小板减少性紫癜、雷诺症（A）[386]、系统性红斑狼疮[387]等。

（7）口腔黏膜病，如牙周炎（B）[388]、扁平苔藓、白塞病等。

（8）以出血为表现的疾病，如血友病、血小板减少、鼻血、消化道出血（B）[389]等。

（9）以小腹痛或月经过多为表现的妇科疾病，如盆腔炎、痛经、月经过多、子宫肌瘤、子宫肌腺症等。

【加减与合方】

（1）出血便秘者，加大黄10g。

（2）口腔溃疡者，加生甘草20g。

（3）皮肤发红发干、脱皮屑者，合四物汤。

（4）发热性、感染性、出血性疾病，如败毒血症、脓毒血症、痢疾、肺炎、流行性脑脊髓膜炎、乙型脑炎、流行性出血热等，常合用犀角地黄汤、白虎汤，方如清瘟败毒饮。

【注意事项】

（1）平素精神萎靡、喜热畏冷者，或贫血者，或食欲不振者，或肝肾功能不全者，均宜慎用。

（2）误用或过用，可能出现眼圈发青、脸色发黯、食欲不振、腹泻等症。

（3）Arakawa K 等的研究中有 103 位患者服用黄连解毒汤后，7 例发生肝功能损伤，1 例出现泛发性皮疹。

（4）长期使用本方，可能因方中栀子导致肠系膜静脉硬化症[390][391]。

⑩ 黄连汤

经典的胃肠病方，传统的清上温下、和胃降逆方，具有止腹痛、止呕吐、止泻、助睡眠等功效。现代研究提示能降低血糖、控制异常心律、促进胃排空、镇静等。适用于腹痛呕吐、寒热夹杂者。

【经典配方】黄连三两，甘草三两（炙），干姜三两，桂枝三两（去皮），人参二两，半夏半升（洗），大枣十二枚（擘）。上七味，以水一斗，煮取六升，去滓，温服。昼三夜二。（《伤寒论》）

【经典方证】伤寒，胸中有热，胃中有邪气，腹中痛，欲呕吐者。（173）

【推荐处方】黄连5～15g，肉桂10～15g，党参15g或人参10g，姜半夏15g，炙甘草5～15g，干姜15g，红枣20g。以水1000mL，煮取汤液300mL，分2～5次温服。

【方证提要】腹中痛、欲呕吐、心烦失眠者。

【适用人群】体型偏瘦，肤色黄黯无光泽，成年男性多见；唇舌黯淡，苔白厚或厚腻或水滑；腹部多扁平，腹肌菲薄而缺乏弹性，或少腹部按压拘急感或空软无力；脉空大或细弱，大多心率缓慢；有明显的消化道症状，食欲不振，或嘈杂易饥，或呕吐，或腹胀腹痛，腹痛多在脐腹部或下腹部，其痛绵绵，如窒如坠，遇冷加重，或口苦，口臭，或口腔溃疡；有睡眠障碍以及抑郁、焦虑、胸闷、心悸、自汗等，或有酒精成瘾；或有泌尿及生殖系统症状，如小便不畅无力、男子阳痿、早泄等。

【适用病症】首先推荐以下病症符合上述人群特征者使用本方，亦可基于循证医学证据辨病使用本方：

（1）以腹痛、腹泻为表现的疾病，如慢性菌痢、肠结核、克罗恩病、溃疡性结肠炎、肠菌群失调、肠易激综合征、胆囊炎腹泻、功能性腹泻、糖尿病腹泻、药源性腹泻等。

（2）以呕吐为表现的消化道疾病，如急性胃肠炎、食物中毒、饮酒过量、某些化学物品及药物的刺激、急性胃扩张、幽门梗阻、胃潴留、糖尿病性胃轻瘫、反流性食管炎、胃黏膜脱垂症、十二指肠梗阻等。

（3）以失眠为表现的疾病，如神经症、早泄、阳痿、焦虑症、抑郁症等。

（4）以心悸为表现的疾病，如心肌炎、心律不齐等。

（5）面部红斑潮红（B）[392]。

（6）口腔病变，如急性口疮性口炎（A）[393]、舌痛症（B）[394]。

【加减与合方】

（1）食欲不振而舌淡红者，肉桂用量大于黄连。

（2）心烦而脉滑者，黄连用量大于肉桂。

【注意事项】如呕吐严重，本方可少量频服。

⓸⓵ 黄连阿胶汤

经典的少阴病方，传统的滋阴清热方，具有除烦助眠、止利、止血、安胎的功效。现代研究提示能抗焦虑、镇静、抗菌、补血止血、安胎等。适用于以心烦不得眠、心下痞、腹痛、舌红、便血、崩漏为特征的疾病。

【经典配方】黄连四两，黄芩二两，芍药二两，鸡子黄二枚，阿胶三两。上五味，以水六升，先煮三物，取二升，去滓，内胶烊尽，小冷，内鸡子黄，搅令相得，温服七合，日三服。(《伤寒论》)

【经典方证】少阴病，得之二三日以上，心中烦，不得卧。（303）

【推荐处方】黄连5～20g，黄芩15g，白芍15g，阿胶15g，鸡子黄二枚。以水1100mL，煮取汤液300mL，去药渣，化入阿胶，稍冷，入鸡蛋黄，搅和，分2～3次温服。

【方证提要】心中烦，不得卧，或便血，或久痢脓血，或崩漏，或腹痛如绞，唇红舌绛者。

【适用人群】形体中等，面色白或潮红，皮肤干燥，口唇色深红或黯红、或干燥脱皮皲裂，头发干燥、发黄、分叉、脱落较多；舌质多深红，舌面干而少津，或呈草莓样，或呈镜面，或裂纹花剥，舌体硬，或有口腔溃疡或牙龈充血；脉滑数或细数，心动过速，伴有心悸；烦热不安，睡眠障碍，注意力不集中，或记忆力下降；月经量少，色鲜红，或经间期出血，多月经提前，阴道干燥，性欲低下，怀孕困难且易于流产，成年女性多见。

【适用病症】首先推荐以下病症符合上述人群特征者使用本方，亦可基于循证医学证据辨病使用本方：

（1）以烦躁、失眠为表现的疾病，如热性病后期出现的烦躁、失眠、焦虑症、抑郁症、心律不齐等。

（2）以出血为表现的疾病，如先兆流产、月经过多、功能性子宫出血、痢疾、肠伤寒、溃疡性结肠炎、血小板减少性紫癜等。

（3）以皮损发红、干燥为特征的皮肤病，如湿疹、红斑、皲裂等。

（4）以口干为表现的疾病，如糖尿病、口腔溃疡等。

【注意事项】

（1）本方黄连的用量较大，不宜长期服用，症状缓解后即应减量。食欲不振者慎用。

（2）如鸡蛋黄不搅入汤液，也可另食用溏心鸡蛋1～2枚。

042 **黄芩汤**

　　经典的热利方，传统的清里热方，具有除烦热、止腹痛、止血、治热痹的功效。现代研究提示能解痉止痛、抑菌、抗炎、调节肠道菌群及调节免疫等。适用于以腹痛、下利、出血而脉数为特征的疾病。

　　【经典配方】黄芩三两，芍药二两，甘草二两（炙），大枣十二枚（擘）。上四味，以水一斗，煮取三升，去滓，温服一升，日再夜一服。(《伤寒论》)

　　【经典方证】太阳与少阳合病，自下利者。(172)

　　【推荐处方】黄芩15g，白芍10g，生甘草10g，红枣20g。以水1000mL，煮取汤液300mL，分2～3次温服。

　　【方证提要】腹泻而舌红脉数者。

　　【适用人群】体型中等偏瘦，肌肉较坚紧，食欲旺盛的年轻人多见；唇红如妆，或干燥脱皮，或肿痛；舌红，舌尖有红点，眼睑深红，咽喉红，易扁桃体肿大，牙龈红，易齿衄；心跳快，易心悸，胸闷，难眠，身热，出汗；易腹痛、腹泻，大便黏臭，肛门灼热，或便秘肛裂，或痔疮疼痛；腹部皮肤较热，月经先期，经血多鲜红而质地黏稠，或崩或漏，或痛经，多有子宫肌瘤、子宫肌腺症等。

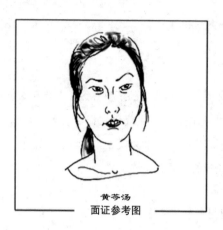

黄芩汤
面证参考图

【适用病症】首先推荐以下病症符合上述人群特征者使用本方，亦可基于循证医学证据辨病使用本方：

（1）以腹泻为表现的疾病，如胃肠型感冒（B）[395]、细菌性痢疾、急性肠炎（B）[396]、溃疡性结肠炎、直肠炎等。

（2）以子宫出血为表现的妇科病，如子宫内膜炎、盆腔炎、附件炎、月经过多、先兆流产等。

（3）以腹痛为表现的疾病，如痛经、子宫内膜异位症、肠易激综合征、肠痉挛、腹型过敏性紫癜、便秘、肛裂、痔疮等。

（4）参与恶性肿瘤的综合治疗，如腹盆腔肿瘤的放疗[397]、晚期肠癌（A）[398]、胰腺癌（B）[399]的化疗、肝癌的靶向治疗[400]、宫颈癌等。

【加减与合方】

（1）呕吐者，加姜半夏 15g，生姜 20g。

（2）月经量少、皮肤干黄者，加当归 10g。

（3）出血量大者，加生地 30g。

（4）关节肿痛，或皮肤脓水淋漓，或带下黄者，加黄柏 10g。

（5）大便干结、腹痛、苔黄厚者，加大黄 10g。

（6）心烦不眠，或腹泻者，加黄连 5g。

（7）发热不退，或过敏，或怕冷者，加柴胡 15g。

（8）自身免疫性疾病、发热咳喘者，合小柴胡汤。

（9）肌肤甲错、漏下色黯者，合桂枝茯苓丸。

（10）出血量大、紫癜，或皮损色红者，合犀角地黄汤。

（11）胸胁苦满、抑郁怕冷者，合四逆散。

【注意事项】 精神倦怠，脉沉缓者慎用。

⓸⓷ 黄芪桂枝五物汤

经典的血痹病方，传统的补气通阳活血方，具有通血痹、疗恶疮、止汗的功效。现代研究提示能改善心脑供血以及微循环、增强免疫、保护神经损伤、促进神经修复等。适用于以肢体麻木、自汗而浮肿为特征的慢性疾病。

【经典配方】黄芪三两，桂枝三两，芍药三两，生姜六两，大枣十二枚。上五味，以水六升，煮取二升，温服七合，日三服。(《金匮要略》)

【经典方证】血痹，阴阳俱微，寸口关上微，尺中小紧，外证身体不仁，如风痹状。(六)问曰：血痹病从何得之？师曰：夫尊荣人，骨弱肌肤盛，重困疲劳汗出，卧不时动摇，加被微风，遂得之。(六)

【推荐处方】生黄芪30～60g，桂枝15g，赤芍15g，生姜30g，红枣20g。以水1100mL，煮取汤液300mL，分2～3次温服。

【方证提要】肌肉松软、乏力，肢体无力、沉重，关节麻木、疼痛，肢体浮肿，自汗，舌质黯淡，脉微、涩、紧者。

【适用人群】面色黄或黯红，缺乏光泽，皮肤松弛缺乏弹性，浮肿貌，舌胖大紫黯，嘴唇黯；腹大而松软，按之无抵

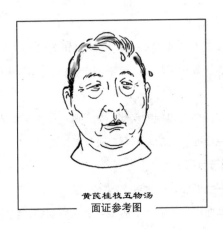

黄芪桂枝五物汤
面证参考图

抗，食欲旺盛但不耐饥饿；四肢末端紫黯，指甲多黄厚，下肢多有浮肿，局部皮肤干燥发黯，或易抽筋，或有溃疡，或麻木不仁；脉无力，或沉弱，或脉微细，多心律不齐；疲劳困重，易自汗、头晕、气短、饥饿时运动后加重；易患糖尿病、心脑血管疾病、肾病等，中老年人多见。

【适用病症】首先推荐以下病症符合上述人群特征者使用本方，亦可基于循证医学证据辨病使用本方：

（1）以肢体麻木为表现的心脑血管疾病，如糖尿病、高血压、冠心病、心绞痛、椎–基底动脉供血不足、脑梗死、中风后遗症。

（2）以肢体麻木为表现的周围神经病变，如颈椎病、末梢神经炎、糖尿病性外周神经病变（A）[401][402]、化疗相关神经毒性（A）[403]等。

（3）以关节疼痛为表现的疾病，如类风湿关节炎、颈椎病、肩周炎、骨质增生症、腰椎间盘脱出、坐骨神经痛、变形性关节炎。

（4）以浮肿为表现的疾病，如肥胖症、高脂血症、慢性肾炎、肾病综合征、肾功能不全、尿毒症、贫血等。

【加减与合方】

（1）下肢疼痛、麻木者，加怀牛膝 15g。

（2）高血压、冠心病、脑梗死、头昏头痛、胸闷痛者，加葛根 30g，川芎 15g。

（3）糖尿病肾病等见脸红、小腹压痛、小腿皮肤干燥等瘀血证候者，合桂枝茯苓丸。

【注意事项】

（1）非循环不良的麻木、肌肉挛缩等，不适合用本方。运动神经元疾病、脊髓炎、多发性硬化症等慎用。

（2）黄芪大量使用时，可以抑制食欲，但也有患者会发生胀气及食欲不振，可减少用量。严重腹胀者，可以让人烦躁易怒等。

（3）使用本方后应注意保暖，或服用姜汤。

J

HUANGHUANG JINGFANG
SHIYONG SHOUCE

⓿㐀㐀 桔梗汤

经典的咽痛方，传统的清热解毒利咽方，具有缓解咽痛、止咳化痰的功效。现代研究提示能抗炎、稀释痰液等。适用于以咽痛、咽喉干为特征的疾病。

【经典配方】桔梗一两，甘草二两。上二味，以水三升，煮取一升，去滓，温分再服。(《伤寒论》)

【经典方证】咽痛者。(311)

【推荐处方】桔梗 10g，生甘草 20g。以水 900mL，煮取汤液 300mL，分 2～3 次温服；或沸水泡服代茶。

【适用病症】

(1) 急慢性咽炎、扁桃体炎、喉炎、失音、支气管炎等。

(2) 慢性胰腺炎（B）[404]、乳汁分泌不足。

【加减与合方】

(1) 失音者，加姜半夏 15g。

(2) 咽痛而不肿不红者，加桂枝 15g。

(3) 扁桃体肿大者，加连翘 30g，生石膏 30g，柴胡 15g。

(4) 消瘦、咽喉有干燥感者，加玄参 20g，麦门冬 20g。

【注意事项】无咽痛、咽干者慎用。

045 荆芥连翘汤

近代日本汉方流派一贯堂医学的经验方，是青年人腺病体质的调理方，有散风理气和血、泻火解毒的功效。适用于以红、肿、热、痛为特征的头面部炎性疾病和热性体质的调理。

【原书配方】当归、芍药、川芎、地黄、黄芩、黄连、黄柏、栀子、连翘、荆芥、防风、薄荷叶、枳壳、甘草各1.5g，柴胡、桔梗、白芷各2g。水煎，每日三服。(《新版汉方后世要方解说》)

【原书方证】多用于青年期腺病体质所发的疾病。一般肤色浅黑色，有光泽，手足心多油汗，好发鼻炎、扁桃体炎、中耳炎、慢性副鼻窦炎等，以及肺结核早期、面部毛囊炎、鼻衄等。其人腹肌和脉象多紧张。

【推荐处方】荆芥15g，连翘30g，防风15g，柴胡15g，桔梗10g，白芷10g，枳壳10g，生甘草15g，薄荷5g，黄连5g，黄芩10g，黄柏10g，山栀子10g，生地黄15g，当归10g，川芎10g，白芍10g。以水1500mL，煮取汤液300mL，分2~3次饭后温服，或每剂服用2~3天。

【方证提要】头面部红肿热痛，或皮肤红肿、瘙痒异常者。

【适用人群】青年女性多见，面色潮红或红黑，或浅黑色，

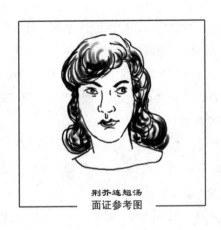

荆芥连翘汤
面证参考图

也有白里透红者，有油光，头发乌黑油亮，唇红饱满，咽喉充血，舌红，眼睑红；胸胁部有抵抗感或压痛，腹肌较紧张；容易烦躁、焦虑或抑郁，容易失眠或嗜睡、头痛头昏、乏力怕冷等；易患痤疮、咽痛、扁桃体肿大、鼻塞流浊涕、疱疹、口腔溃疡、牙龈出血、鼻衄、耳聋耳鸣、淋巴结肿大、皮肤瘙痒、晨僵等；女性多月经周期短，量中等偏多，黏稠有血块，带下黄，易痛经，易有宫颈炎、宫颈糜烂、阴道炎等妇科炎症，男子多见汗多汗臭、脚癣。

【**适用病症**】首先推荐以下病症符合上述人群特征者使用本方，亦可基于循证医学证据辨病使用本方：

（1）以局部红肿热痛为表现的皮肤病，如痤疮（A）[405]、酒渣鼻、荨麻疹、毛囊炎、湿疹、皮炎、多形性红斑。

（2）五官炎性疾病，如急慢性中耳炎、急慢性上腭窦化脓、鼻炎、鼻窦炎、急慢性扁桃体炎。

（3）多种消化道黏膜疾病（B）[406]，如口腔溃疡、扁平苔癣、急慢性咽炎、急性食道溃疡、慢性胃炎、胃溃疡、十二指肠溃疡、慢性结肠炎。

（4）肺部感染性疾病，如肺结核、支气管扩张、肺炎。

（5）风湿性疾病，如硬皮病、干燥综合征、类风湿关节炎、系统性红斑狼疮。

（6）妇科的炎症和出血，如盆腔炎、附件炎、宫颈糜烂、月经过多、子宫肌瘤、免疫性不孕等。

（7）淋巴结肿大性疾病，如淋巴结炎、肿瘤淋巴结转移等。

【注意事项】

（1）本方苦寒，食欲不振、年老体弱、脸色发青、眼圈发黑者慎用。

（2）本方可能导致肝损伤，肝功能异常者忌用。使用本方2个月以上，应检查肝功能。

（3）本方不宜长期大剂量服用，症状缓解后，可逐步减量。

（4）少数患者服用本方有胃部不适感，可减量并饭后服用。

046 胶艾汤

经典的妊娠病方，传统的养血调经方，有止血、安胎的功效。适用于妊娠腹痛下血者，也可以用于治疗崩漏。

【经典配方】芎䓖、阿胶、甘草各二两，艾叶、当归各三两，芍药四两，干地黄四两。上七味，以水五升，清酒三升，合煮，取三升，去滓，内胶，令消尽，温服一升，日三服。不差更作。(《金匮要略》)

【经典方证】妇人有漏下者，有半产后因续下血不绝者，有妊娠下血者。(二十)妊娠腹中痛。(二十)疗妊娠二三月上至七八月，顿仆失踞，胎动不安，伤损腰腹痛欲死，若有所见；及胎奔上抢心，短气。(《外台秘要》)

【推荐处方】川芎10g，阿胶10g，炙甘草10g，艾叶15g，当归15g，白芍20g，生地黄20g。以水1000mL，或水700mL加米酒300mL，煮取汤液300mL，去滓，化入阿胶，分2～3次服用。

【方证提要】妊娠腹痛、下血者。

【适用人群】面色苍白或萎黄，贫血貌，唇舌指甲淡白，皮肤干燥，缺乏光泽；头晕，心悸，失眠，手足冷或烦热；腹痛，连及腰背，腹部软弱无力；出血或出血倾向，出血断续而下，黯淡如水。

【适用病症】首先推荐以下病症符合上述人群特征者使用本方，亦可基于循证医学证据辨病使用本方：

（1）以妊娠出血为表现的疾病，如先兆流产（A）[407]、习惯性流产、胎动不安、绒毛膜血肿等。

（2）以阴道不规则出血为表现的疾病，如功能性子宫出血（A）[408]、宫颈破裂出血、产后恶露不绝、人工流产后出血等。

（3）其他出血性疾病，如血小板减少性紫癜、尿血（A）[409]、便血等。

【加减与合方】

（1）血色红、质黏，或血凝如鸡肝者，慎用本方，或加黄芩15g。

（2）唇舌苍白，冷汗淋漓，脉微弱者，加红参10g，制附子10g。

（3）舌苔白，腹冷痛者，加炮姜10g。

047 理中汤

经典的太阴病方，传统的温中驱寒方，具有治胸痹、止涎唾、止泻、疗口疮的功效。现代研究提示能抗消化性溃疡、升压、止血、调整肾上腺皮质功能等。适用于以吐利、食不化、心下痞硬、口不干渴、喜唾为特征的疾病。又名人参汤。

【经典配方】人参、干姜、甘草（炙）、白术各三两。上四味，捣筛，蜜和为丸，如鸡子黄许大。以沸汤数合，和一丸，研碎，温服之，日三四、夜二服；腹中未热，益至三四丸，然不及汤。汤法：以四物依两数切，用水八升，煮取三升，去滓，温服一升，日三服。服汤后，如食顷，饮热粥一升许，微自温，勿发揭衣被。(《伤寒论》《金匮要略》)

【经典方证】霍乱，头痛发热，身疼痛……寒多不用水者。（386）大病差后，喜唾，久不了了，胸上有寒。（396）胸痹，心中痞气，气结在胸，胸满，胁下逆抢心。（九）

【推荐处方】人参15g，干姜15g，白术15g，炙甘草5g。以水1000mL，煮取汤液300mL，分2～3次温服。

【方证提要】畏寒喜温、精神萎靡、腹满腹胀、下利、食欲不振、心下痞硬，或涎唾多而清稀，舌质淡红，苔白或厚或腻者。

【适用人群】消瘦，面色黄，肤色黯，无光泽。食欲不振，口味淡，或呕吐，或腹胀，或腹部冷痛，得暖则舒；大便清稀不臭，唾、涕、尿、痰、胃酸、胆汁、肠液、白带等分泌物清稀、量多；舌淡，或胖大，舌苔白或水滑。

【适用病症】首先推荐以下病症符合上述人群特征者使用本方，亦可基于循证医学证据辨病使用本方：

（1）以腹泻为表现的消化道疾病，如慢性胃炎、消化性溃疡、功能性消化不良、肠易激综合征、溃疡性结肠炎、慢性痢疾、小儿秋季腹泻、抗生素腹泻、化疗后腹泻；亦用于慢性丙型肝炎抗病毒治疗不良反应（A）[410]、慢性肠衰竭（B）[411]等。

（2）以出血黯淡为特征的出血性疾病，如上消化道出血、过敏性紫癜、血小板减少性紫癜、失血性休克、功能性子宫出血等。

（3）以胸闷气短为特征的疾病，包括心血管疾病如心绞痛（B）[412]、风湿性心脏病、冠心病、低血压；肺病如慢性阻塞性肺疾病和间质性肺病（B）[413]；亦有用于过敏性鼻炎者（B）[414]等。

【加减与合方】

（1）心悸、腹痛者，加肉桂10g。

（2）口疮、腹泻者，加黄连5g。

（3）脉微弱、精神萎靡者，加制附子10g。

（4）严重消瘦、食欲不振者，可用人参10g。

（5）慢性头痛，加桂枝（B）[415]，即桂枝人参汤。

（6）外感风寒之流行性感冒，加桂枝（B）[416]。

【注意事项】

（1）凡是急症吐下，非人参不愈。人参可以用生晒参，也可以用红参。

（2）服用本方后三四日，可能出现浮肿，表示药已中病；继续服用本方，浮肿可自然消失。(《现代日本汉方处方手册》)

附：附子理中汤，为理中汤加制附子而成，通常附子10～20g。适用于虚寒腹胀、腹痛、腹泻。其人多见面色黄黯，精神萎靡，食欲不振，脉象无力，舌苔白腻等。也用于出血性疾病，如上消化道出血、子宫出血、皮下出血、鼻衄等；还可用于休克或虚脱等。

⓿❹❽ 六君子汤

古代的脾胃病方，传统的健脾益气方，具有振食欲、促消食、止呕化痰的功效。现代研究提示能促进消化功能，保护胃黏膜，调节肾上腺皮质和自主神经功能等。适用于以纳差、乏力为特征的疾病。

【原书配方】陈皮一钱，半夏一钱五分，茯苓一钱，甘草一钱，人参一钱，白术一钱五分。上细切，作一服，加大枣二枚，生姜三片，新汲水煎服。(《医学正传》)

【原书方证】治痰夹气虚发呃。(《医学正传》)治脾胃虚弱，饮食少思，或久患疟痢。若觉内热，或饮食难化作酸。(《明医杂著》)

【推荐处方】党参15g，白术10g，茯苓10g，炙甘草5g，姜半夏10g，陈皮15g，干姜5g或生姜15g，红枣15g。以水1000mL，煮取汤液300mL，分2~3次温服。

【方证提要】食欲不振、恶心呕吐者。

【适用人群】消瘦，面色黄，无光泽；食欲不振，恶心呕吐，或腹胀嗳气，或吐水，或咳吐白痰，或头昏目眩；舌质淡，舌苔白。

【适用病症】首先推荐以下病症符合上述人群特征者使用

本方，亦可基于循证医学证据辨病使用本方：

（1）以食欲不振、呕吐、泛酸等为主要表现的消化道疾病，如功能性消化不良症（A）[417][418][419]、急性或慢性胃炎（A）[420]、胃溃疡、胃下垂、婴儿肥厚性幽门狭窄[421]、胃－食管反流（A）[422][423][424]、喉咽反流（A）[425][426]、妊娠恶阻（B）[427]；亦可用于体虚者的胃肠型感冒、肠易激综合征（A）[428]、慢性腹膜炎；亦用于内镜黏膜下剥离术后（A）[429]、食管癌、胃癌术后（A）[430][431]等胃肠（B）[432]和妇科手术（A）[433]后的消化道症状。

（2）非消化系统疾病[434]出现胃肠功能障碍，如各种慢性消耗性疾病导致的厌食－恶液质（A）[435]、晚期恶性肿瘤的恶液质、早产儿贫血（B）[436]；用于缓解药物的消化道反应，如铁剂（A）[437]和抗炎药物的消化道反应（A）[438]；亦用于神经系统疾病，如神经性厌食（B）[439]、抑郁症（A）[440][441]、帕金森病（A）[442][443][444]、老年性痴呆（B）[445]等。

（3）化疗导致的恶心呕吐、进食减少（A）[446][447][448][449][450][451][452]。亦有研究认为，可用于化疗导致的外周神经毒性[453][454]。

（4）有研究发现本方有抗纤维化的作用，被尝试用于肺纤维化、肾纤维化的治疗。

【加减与合方】

（1）本方去半夏、陈皮，为四君子汤，亦为常用处方。

（2）面色不华、心悸失眠、月经色淡等血虚证明显者，本方加当归、白芍，名归芍六君子汤。

（3）伴有气郁症状的脾虚患者，本方合香苏散[455]。

【注意事项】

（1）动物研究提示，由于餐后服用会降低其有效成分苍术素（atractylodin）的吸收，因此六君子汤饭前服用疗效更好[456]。

（2）日本有服用六君子汤后发生间质性肺病的报道[457]。

M

⓿49 麻黄附子细辛汤

经典的少阴病方，传统的温经散寒方，具有治暴病、治欲寐、止痛的功效。现代研究提示能镇痛、镇静、调节免疫、抗炎、抗变态反应以及类似肾上腺素样的作用。适用于以精神萎靡、恶寒无汗、身体疼痛、脉沉为特征的疾病。

【经典配方】麻黄二两（去节），细辛二两，附子一枚（炮、去皮，破八片）。上三味，以水一斗，先煮麻黄，减二升，去上沫，内诸药，煮取三升，去滓。温服一升，日三服。（《伤寒论》）

【经典方证】少阴病，始得之，反发热，脉沉者。（301）

【推荐处方】麻黄10g，细辛10g，制附子10～20g。以水1000mL，先煎附子30～60分钟，再入他药，开盖煮取汤液300mL，分2～3次温服。

【方证提要】发热恶寒无汗、身疼痛、但欲寐、脉沉者。

【适用人群】面色黄黯或发黑，无光泽。皮肤干燥无汗；极度疲倦感，如精神萎靡、无精打采，表情淡漠，声音低弱，或昏昏欲睡、呼之能应，或反应迟钝，包括听觉、嗅觉、味觉、触觉失灵；显著的恶寒感，怕冷厚衣，特别是头背部冷感更为显著；多有疼痛，如头痛，或咽痛，或腰痛，或牙痛，遇冷加剧；口不干渴，或口水多、发热而不喜喝水，或鼻流清涕而不觉，或痰液清稀，小便清长等；脉重取方得，但沉而不弱，或脉沉紧，或沉细，或沉迟缓，或微细；发病大多有暴感风寒或饮食生冷等诱因，特别是经期、房事后、大汗以后，其发病呈突发性，如突发腰腹痛、暴哑、暴聋、暴盲、暴痿等。

【适用病症】首先推荐以下病症符合上述人群特征者使用本方，亦可基于循证医学证据辨病使用本方：

（1）以发热为表现的疾病，如感冒发热（A）[458]、耐药菌感染发热（B）[459]等。

（2）以受寒疲劳为诱因，无汗、面黄为特征的突发性疾病，如暴哑失音、突发性耳聋、暴盲、面瘫、脑干脑炎等。

（3）以疼痛为表现的疾病[460]，如三叉神经痛、偏头痛、后头神经痛（A）[461]、脑瘤头痛、坐骨神经痛、腰扭伤、关节痛、牙痛、肾结石造成的肾绞痛、痛经、更年期舌痛等。

（4）以心动过缓为表现的疾病，如病态窦房结综合征（B）[462]、心动过缓（A）[463]。

（5）以睡眠障碍为表现的嗜睡与失眠。

（6）以反应迟钝为特征的月经过期不来、闭经、便秘、老年女性压力性尿失禁（B）[464]、冷症（B）[465]、易疲劳（B）[466]等。

（7）以鼻塞、咳嗽为表现的疾病，如过敏性鼻炎（B）[467][468]、鼻窦炎、肺炎、哮喘。

（8）以震颤抽动为表现的疾病，如多动症、帕金森综合征等。

【加减与合方】

（1）腰部沉重、神疲乏力者，加干姜10g，茯苓15g，白术15g，炙甘草5g。

（2）消瘦、食欲欠佳者，加桂枝10g，炙甘草5g，生姜10g，红枣20g，可减毒增效。

【注意事项】

（1）麻黄、附子、细辛均有毒性，但经过煎煮以后，其毒性可减，故本方只能用汤剂，不可用粉末。

（2）本方不可长期大量使用，一般得效以后，可停服或减少用量。

（3）本方应餐后服用，空腹服用可能出现发汗、无力、心悸等反应。

（4）部分患者服用本方可能出现口唇、舌尖、趾指发麻感，停药后可以恢复。

（5）细辛为马兜铃科植物，含有黄樟醚，对肾脏有一定毒性，肾功能不全者应慎用。

⓪50 麻黄汤

经典的太阳病方，传统的辛温解表方，具有发汗、还魂的功效。现代研究提示能解热、平喘、镇咳、兴奋中枢、增强腺体分泌、抗流感病毒等。适用于以无汗而喘或无汗身痛、脉浮有力为特征的疾病。

【经典配方】麻黄三两（去节），桂枝二两（去皮），甘草一两（炙），杏仁七十个（去皮尖）。上四味，以水九升，先煮麻黄，减二升，去上沫，内诸药，煮取二升半，去滓。温服八合。覆取微似汗，不须啜粥。余如桂枝法将息。(《伤寒论》)

【经典方证】太阳病，或已发热，或未发热，必恶寒，体痛，呕逆，脉阴阳俱紧者。(3) 太阳病，头痛，发热，身疼，腰痛，骨节疼痛，恶风，无汗而喘者。(35) 喘而胸满者。(36) 太阳病，十日以去……脉但浮者。(37) 太阳病，脉浮紧，无汗，发热，身疼痛，八九日不解，表证仍在。(46) 脉浮者。(51) 脉浮而数者。(52) 伤寒脉浮紧，不发汗，因致衄者。(55) 脉但浮，无余证者。(232) 阳明病，脉浮，无汗而喘者。(235)

【推荐处方】麻黄 15g，桂枝 10g，炙甘草 5g，杏仁 15g。以水 1000mL，煮取汤液 300mL，分 2～3 次温服。[469]

【方证提要】无汗发热，头身疼痛或喘，脉浮紧者。

【适用人群】体格壮实，毛发浓密，面色黄黯或黄黑，有浮肿貌；皮肤多干燥而粗糙，或如粟粒，或如鱼鳞，平时无汗或少汗，容易受凉，汗出以后舒适；食欲好，食量大，脉浮紧有力，心肺功能健全，多见于健康的中青年和体力劳动者。

【适用病症】首先推荐以下病症符合上述人群特征者使用本方，亦可基于循证医学证据辨病使用本方：

（1）以发热为表现的疾病，如普通感冒、流感发热（A）[470][471][472]、肺炎、急性乳腺炎的初期等；亦用于干扰素治疗引起的流感样症状（A）[473][474][475]。

（2）以运动不遂为表现的疾病，如脑梗死、中风后遗半身不遂、多发性硬化、帕金森病、急性脊神经炎、脊髓膜瘤。

（3）以身体疼痛为表现的疾病，如肩周炎、强直性脊柱炎、坐骨神经痛、关节炎、颈椎病等。

（4）以皮肤干燥、无汗为表现的疾病，如湿疹、荨麻疹、银屑病等。

（5）以浮肿为表现的疾病，如肾炎。

（6）以鼻塞、气喘为表现的疾病，如支气管哮喘、喘息性支气管炎（B）[476]、鼻炎、花粉症（A）[477]等。

（7）以盆腔器官无力脱垂为表现的疾病，如子宫脱垂、难产、脱肛、痔疮、尿失禁等。

【加减与合方】

（1）肌肉痛、浮肿者，加白术 20g。

（2）关节痛时，再加制附子 15g。

（3）汗多、怕热，加生石膏 30g。

（4）脉弱者，加黄芪 20g。

（5）无汗、皮肤痒，合桂枝汤。

【注意事项】

（1）肤白多汗者，极度消瘦者，心脏功能不全者，甲状腺机能亢进者，支气管哮喘者，严重贫血者慎用或忌用。

（2）本方可能导致心慌出汗，应避免空腹服用，不宜与咖啡、浓茶共饮。

（3）本方服用后可能导致睡眠困难或易醒，停药后可恢复。

（4）Nabeshima S 的研究中，10 例患者服用麻黄汤，其中 1 例发生轻度自限性肝功能损伤。有服用本方引起间质性肺炎的报道[478]。

⑤⑤ 麻黄杏仁甘草石膏汤

经典的咳喘病方，传统的清热宣肺平喘方，具有平热喘、通鼻窍、止肤痒、利肛肠的功效。现代研究提示能解热、平喘、镇静、抗炎、抗变态反应、抗流感病毒等。适用于以汗出而喘、口渴烦躁为特征的疾病。

【经典配方】 麻黄四两（去节），杏仁五十个（去皮尖），甘草二两（炙），石膏半斤（碎，绵裹）。上四味，以水七升，煮麻黄，减二升，去上沫，内诸药，煮取二升，去滓，温服一升。（《伤寒论》）

【经典方证】 发汗后，不可更行桂枝汤。汗出而喘，无大热者。（63）下后，不可更行桂枝汤。汗出而喘，无大热者。（162）

【推荐处方】 生麻黄15g，杏仁15g，炙甘草10g，生石膏30g。以水1000mL，煮取汤液300mL，分2～3次温服。[479][480]

【方证提要】 汗出而喘，或鼻塞，或肤痒，痰唾黏稠，面目浮肿者。

【适用人群】 体格壮实，毛发黑亮浓密，眼睑充血，轻度浮肿貌；好动怕热，易出汗，喜冷饮；口干口苦，痰液、鼻涕黏稠；易咽痛鼻塞，易扁桃体或腺样体肥大；皮肤易起红疹、瘙痒、风团、苔癣等。

【适用病症】 首先推荐以下病症符合上述人群特征者使用本方，亦可基于循证医学证据辨病使用本方：

（1）以发热、咳嗽、气喘为表现的疾病，如流行性感冒、夏季热（B）[481]、大叶性肺炎、支原体肺炎（B）[482]、病毒性肺炎、麻疹性肺炎、支气管肺炎、支气管炎、支气管哮喘等。

（2）以鼻塞为表现的疾病，如花粉症、鼻窦炎、鼻衄等。

（3）以红、肿、痛、羞明、流泪明显，或有头痛发热的眼科疾病，如霰粒肿、角膜炎、结膜炎、角膜溃疡、泪囊炎等。

（4）以瘙痒遇热加重为表现的皮肤病，如异位性皮炎、接触性皮炎、荨麻疹、玫瑰糠疹、痤疮、银屑病等。

（5）肛肠盆腔疾病，如痔疮、肛瘘、遗尿、尿潴留等。

【加减与合方】

（1）咳喘、痰黄、肺部感染者，合小陷胸汤。

（2）腹胀者，合栀子厚朴汤。

（3）胸窒闷、烦躁失眠者，加连翘 30g，黄芩 10g，山栀子 10g。

（4）大便不通、舌苔厚者，加大黄 10g。

（5）咽痛者，加桔梗 10g，姜半夏 10g。

【注意事项】

（1）小儿佝偻病、心脏病患者慎用。

（2）部分患儿出现出汗过多、烦躁等，可减少麻黄的用量。

（3）婴儿服用，本方可与生梨子同煎，服时加适量冰糖。

（4）日本有服用此方发生弥漫性肺泡出血的报道。[483]

052 麻黄连翘赤小豆汤

　　经典的皮肤病方，传统的清热利湿方，具有解郁热、利小便、止肤痒、疗疮的功效。适用于以发热、浮肿、身体瘙痒或发黄为特征的疾病。

　　【经典配方】麻黄二两（去节），连轺二两（连翘根是），杏仁四十个（去皮尖），赤小豆一升，大枣十二枚（擘），生梓白皮一升（切），生姜二两，甘草二两（炙）。上八味，以潦水一斗，先煮麻黄，再沸，去上沫；内诸药，煮取三升，去滓。分温三服，半日服尽。(《伤寒论》)

　　【经典方证】伤寒，热瘀在里，身必黄。（262）

　　【推荐处方】生麻黄10g，连翘30g，杏仁15g，赤小豆30g，桑白皮15g，炙甘草5g，生姜15g，红枣15g。以水1100mL，煮取汤液300mL，分2～3次温服。

　　【方证提要】疥癣内陷，一身瘙痒，发热肿胀者。

　　【适用人群】体格壮实，面红发热、烦躁者。皮肤粗糙、瘙痒或渗液黏稠发黄、浮肿者。

　　【适用病症】首先推荐以下病症符合上述人群特征者使用本方，亦可基于循证医学证据辨病使用本方：

　　（1）以皮肤瘙痒、水疱、糜烂、渗出等为表现的皮肤病

（B）[484]，如荨麻疹、急性湿疹、脂溢性皮炎、寻常性痤疮、水痘、玫瑰糠疹、病毒性疱疹、过敏性皮炎、汗腺闭塞证、皮肤瘙痒症、狐臭等。

（2）以发热、水肿为表现的泌尿系疾病，如急慢性肾小球肾炎、紫癜性肾炎、肾盂肾炎、膀胱炎等。

（3）以黄疸为表现的疾病，如急性传染性黄疸型肝炎、重型病毒性肝炎[485]、肝硬化腹水、术后黄疸、胰头癌、妊娠期黄疸等。

【加减与合方】

（1）渗液黏稠发黄者，加黄柏10g，栀子15g。

（2）发热多汗者，加生石膏20g。

（3）皮肤粗糙、有增生物，加生薏苡仁50g。

【注意事项】生梓白皮现在多不用，可用桑白皮代之。

053 麦门冬汤

经典的肺痿病方，传统的润燥降逆方，具有止咳、止呕、增进食欲、补充营养的功效。适用于以咳逆上气、干呕、食欲不振、咽喉不利而羸瘦者为特征的疾病。

【经典配方】麦门冬七升，半夏一升，人参三两，甘草二两，粳米三合，大枣十二枚。上六味，以水一斗二升，煮取六升，温服一升，日三夜一服。(《金匮要略》)

【经典方证】大逆上气，咽喉不利，止逆下气者。（七）

【推荐处方】麦门冬30～70g，姜半夏10g，人参10g，炙甘草10g，粳米30g或山药30g，红枣20g。以水1100mL，煮取汤液300mL，分2～4次温服。

【方证提要】吞咽、呼吸、发音困难而极度消瘦者。

【适用人群】消瘦、肌肉萎缩，皮肤干枯而缺乏弹性，舌头颤动萎缩；恶心呕吐，食欲不振、进食困难，大便秘结难解，或咽干口燥，声音嘶哑，吐词不清，或咳呛不止，痰少而不易咯出。

【适用病症】首先推荐以下病症符合上述人群特征者使用本方，亦可基于循证医学证据辨病使用本方：

（1）以进食困难极度消瘦为表现的疾病，如高龄老人消瘦不能进食、恶性肿瘤中晚期等，特别是晚期的胃癌[486]、食道癌、鼻咽癌、肺癌、口腔癌、喉癌等。

（2）以咳嗽气喘、排痰困难为表现的疾病（A）[487][488]，如慢性咽喉炎、感冒后咳嗽（A）[489][490]、百日咳、支气管扩张症、肺炎、肺结核、肺不张（B）[491]、急慢性支气管炎（A）[492]、支气管哮喘（A）[493]、慢性阻塞性肺气肿（A）[494]、肺癌术后咳嗽（A）[495]等。

（3）以肌肉萎缩为表现的疾病，如肌萎缩、肌营养不良、帕金森病、老年性肌肉萎缩等。

（4）以口干为主要表现的疾病，如口干症（A）[496][497]、药物性口干（A）[498]、干燥综合征（A）[499][500]。

【加减与合方】

（1）心律不齐、贫血者，合炙甘草汤。

（2）心悸动者，加龙骨 15g，牡蛎 15g。

【注意事项】

（1）本方可煮粥食用，适用于老人以及食欲不振者。

（2）吞咽困难者，本方煎煮液可少量多次服用。

P

HUANGHUANG JINGFANG
SHIYONG SHOUCE

054 排脓散

经典的肠痈病方，传统的破气散结方，具有止痛、排脓的功效。适用于腹部的化脓性疾病，也可以用于痰黏稠难咯为特征的呼吸道疾病。

【经典配方】枳实十六枚，芍药六分，桔梗二分。上三味，杵为散，取鸡子黄一枚，以药散与鸡子黄相等，揉和令相得，饮和服之，日一服。(《金匮要略》)

【推荐处方】枳实2份，白芍2份，桔梗1份。按以上比例研细粉，用1枚蛋黄与之混合后，用米汤或酸奶调服，每次3~6g，每日3次。或每次20g，用开水泡服当茶饮。

【适用人群】上腹部坚硬，腹直肌挛急者多见。

【适用病症】首先推荐以下病症符合上述人群特征者使用本方，亦可基于循证医学证据辨病使用本方：

（1）体表化脓性肿物伴有疼痛，患部紧张、坚硬，排脓困难；或排脓后形成溃疡，周围紧张而坚硬者为表现的疾病，如牙周炎（A）[501]、牙周脓肿、鼻窦炎、扁桃体脓肿、麦粒肿（A）[502]、外耳道炎、瘭疽、掌趾脓疱症、疖、面疔、皮下脓疡、蜂窝织炎、淋巴结炎、乳腺炎等。

（2）肛门周围炎、痔瘘、子宫蓄脓（B）[503]、直肠子宫窝脓疡等。

（3）咳嗽痰黏难咯的呼吸道疾病，如支气管哮喘、支气管炎、肺气肿、肺脓疡等。

（4）以腹痛腹胀为表现的疾病，如消化不良、胃排空障碍、便秘等。

【注意事项】

（1）排脓散亦可煎服，散剂用鸡子黄调服更佳。

（2）排脓后用十全大补汤、黄芪建中汤等。

附：排脓汤（《金匮要略》）：甘草二两，桔梗三两，生姜一两，大枣十枚。上四味，以水三升，煮取一升，温服五合，日再服。《金匮要略》有此方而无证。日本医家经验："治脓血，或吐黏痰而急迫者"（吉益东洞）临床常与排脓散合方共煎，"治疮家，胸腹拘满，或吐黏痰，便脓血者。又主疮痈，胸腹拘满者"（吉益东洞）"排脓汤在用排脓散之前应用。排脓散以患部呈半球状隆起变硬者为其目标，排脓汤用于隆起尚不显著之初期者。"（《汉方治疗实际》）

S

HUANGHUANG JINGFANG
SHIYONG SHOUCE

055 四逆散

经典的止痛方，传统的疏肝理气方，具有治四肢冷、缓急止痛、除胀、解郁的功效。现代研究提示能解除心理压力导致的躯体症状，能抗抑郁、催眠、调整胃肠道功能、保肝、抗炎、调节免疫、升压、改善微循环等。适用于以胸胁苦满、四肢冷、腹痛为特征的疾病。

【经典配方】柴胡、芍药、枳实（破，水渍，炙干）、甘草（炙）。上四味，各十分，捣筛。白饮和，服方寸匕，日三服。（《伤寒论》）

【经典方证】少阴病，四逆，其人或咳，或悸，或小便不利，或腹中痛，或泄利下重者。（318）

【推荐处方】柴胡15g，白芍15g，枳壳15g，炙甘草5~15g。以水1000mL，煮取汤液300mL，分2~3次温服。可将上药按等分研细末，米粥或酸奶或红酒等调服，每服5g，日2次。

【方证提要】四肢冰凉、胸胁苦满、腹中痛、脉弦者。

【适用人群】体型中等偏瘦，脸部棱角分明，面色黄或青白，表情紧张或眉头紧皱，烦躁面容。青年多见，青年女子最为多见；上腹部及两胁下腹肌比较紧张，按之比较硬，不按不痛，一按即痛；四肢冷、紧张和疼痛时更明显，并可伴有手心汗多；或有腹痛、头痛、胸痛、乳房胀痛，或有肌肉痉挛的脚抽筋、呃逆、便秘、尿频、磨牙等；血压多偏低，脉多弦滑或弦细。

【适用病症】首先推荐以下病症符合上述人群特征者使用本方，亦可基于循证医学证据辨病使用本方：

（1）以腹痛、腹胀为表现的疾病（A）[504]，如胆囊炎、胆石症、胃炎、胃溃疡（B）、十二指肠溃疡（B）[505]、肠易激综合征、泌尿道结石急性发作、胃下垂、消化不良、功能性便秘（B）[506]等。

（2）以肌肉痉挛为特征的疾病，如顽固性呃逆、腓肠肌痉挛、女性急迫性尿失禁、神经性头痛等。

（3）以紧张不安为表现的疾病，如经前期紧张综合征、心因性阳痿、胃神经症、心脏神经症、神经性皮炎、不安腿综合征、掌跖多汗症（B）[507]、过度换气（B）[508]等。

（4）以胸闷、胸痛为表现的疾病，如冠心病（B）[509]、急性乳腺炎、乳腺增生（B）[510]、肋间神经痛、肋软骨炎等，以及伴有抑郁状态的体表各部位疼痛（B）[511]。

（5）慢性鼻炎和鼻窦炎（A）[512]。

【加减与合方】

（1）咽喉异物感、腹胀者，合半夏厚朴汤。

（2）泌尿道结石伴有症状者，合猪苓汤。

（3）顽固性的头痛、失眠、胸痛、呃逆、磨牙、便秘、舌紫黯者，加当归10g，川芎15g，桃仁10g，红花5g。

【注意事项】

（1）本方过量长期使用可出现疲乏无力感。

（2）部分患者服药后有轻度腹泻。

（3）四肢冷、面色白、精神萎靡、脉沉者慎用。

056 四逆汤

经典的霍乱病方，传统的回阳救逆方，具有止泻、治厥冷的功效。现代研究提示能强心、保护心肺、升压、抗休克作用，调节下丘脑－垂体－肾上腺轴，振奋新陈代谢等。适用于以下利清谷、四肢厥冷、脉微欲绝为特征的急危重症。

【经典配方】附子一枚（生用，去皮，破八片），甘草二两（炙），干姜一两半。上三味，以水三升，煮取一升二合，去滓。分温再服。强人可大附子一枚，干姜三两。(《伤寒论》《金匮要略》)

【经典方证】下利清谷不止，身疼痛者。(91)病发热，头痛；脉反沉，若不瘥，身体疼痛，当救其里。(92)脉浮而迟，表热里寒，下利清谷者。(225)少阴病，脉沉者。(323)少阴病……若膈上有寒饮，干呕者。(324)大汗出，热不去，内拘急，四肢疼，又下利厥逆而恶寒者。(353)大汗，若大下利而厥冷者。(354)下利腹胀满，身体疼痛者。(372)吐利，汗出，发热，恶寒，四肢拘急，手足厥冷者。(388)既吐且利，小便复利而大汗出，下利清谷，内寒外热，脉微欲绝者。(389)

【推荐处方】制附子 15～30g，炙甘草 10g，干姜 10g。

以水 1000mL，先煎附子 30~60 分钟，再入他药，煮取汤液 300mL，分 2~3 次温服。

【方证提要】脉微欲绝，四肢厥逆而恶寒，下利清谷不止，腹胀满者。

【适用人群】面色多晦黯、苍白或黯黄，精神萎靡，面带倦容，目睛无神，眼泡易浮肿，唇色黯淡干枯；肌肉松软，按之无力，皮肤多干燥，缺乏光泽；大便常稀溏不成形，小便清长，口不干渴或渴不多饮或喜热饮等；舌质淡胖而黯，多有齿痕，舌苔白厚或黑润，或白滑；脉沉细微，或沉迟，或空大无力。

【适用病症】首先推荐以下病症符合上述人群特征者使用本方，亦可基于循证医学证据辨病使用本方：

（1）各种休克，如失血性休克、心源性休克、感染性休克。

（2）以胸闷胸痛为主要表现者，如冠心病心绞痛（A）[513][514][515]、心肌梗死、心功能不全或衰竭者。亦有用于高血压者（B）[516]。

（3）难治性喘促，如哮喘（B）[517]、肺气肿。

（4）肝肾功能不全者，如慢性肾炎、尿毒症、慢性肝炎、肝硬化腹水等。

（5）腹泻不止者，如急性肠胃炎、霍乱、慢性腹泻、短肠综合征。

（6）以精神萎靡为表现的精神神经症状，如交通意外后自主神经失调和精神障碍（B）[518]、慢性头痛（B）[519]。

【加减与合方】

（1）黄疸晦黯，加茵陈蒿 30g。

（2）心功能不全、心悸、舌黯者，加肉桂 10g。

（3）呕吐、腹泻、食欲不振、脱水者，加人参 10g。

（4）吐血、便血、皮下出血者，或心下痞者，合泻心汤。

【注意事项】

（1）附子有毒，为减毒增效，一是久煮，超过 15g 需要煎煮 30 分钟以上，30g 必须 1 小时以上；二是与干姜、甘草同煎。

（2）面色红润、口臭声粗、大便燥结、小便短赤、脉数滑有力、舌质红瘦、苔焦黄或黄腻者，慎用本方。

（3）身体瘦弱者、老人、儿童，附子用量不宜盲目加大。

附：茯苓四逆汤（《伤寒论》）：茯苓四两，人参一两，附子一枚（生用，去皮，破八片），甘草二两（炙），干姜一两半。上五味，以水五升，煮取三升，去滓。温服七合，日二服。治"发汗，若下之，病仍不解，烦躁者"（69）与四逆汤相比，本方除回阳救逆外，还有生津养胃、除烦定悸的功效。现代日本应用较多。

⑤⑦ 薯蓣丸

经典的虚劳病方，传统的扶正祛邪方，具有提食欲、增体重、祛风气的功效。适用于以消瘦、神疲乏力、贫血为特征的慢性疾病。

【经典配方】薯蓣三十分，当归、桂枝、曲、干地黄、豆黄卷各十分，甘草二十八分，人参七分，芎䓖、芍药、白术、麦门冬、杏仁各六分，柴胡、桔梗、茯苓各五分，阿胶七分，干姜三分，白蔹二分，防风六分，大枣百枚为膏。上二十一味，末之，炼蜜和丸，如弹子大，空腹酒服一丸，一百丸为剂。(《金匮要略》)

【经典方证】虚劳诸不足，风气百疾。(六)

【推荐处方】山药50g，生晒参10g，白术10g，茯苓10g，炙甘草10～20g，当归10g，川芎10g，白芍10g，熟地15g，阿胶10g，桂枝10g，麦门冬15g，柴胡10g，防风10g，杏仁10g，桔梗10g，白蔹10g，神曲10g，大豆黄卷10g，干姜10g，红枣50g。以水1400mL，煮取汤液400mL；加水1200mL，再煮取汤液200mL。将两次汤液混合，分3～6次，于2～3日内服完。也可按原书剂量做成蜜丸或膏滋药长期服用。

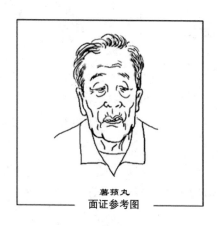

薯蓣丸
面证参考图

【方证提要】消瘦、乏力、咳嗽、食欲不振者。

【适用人群】体形消瘦，皮肤干枯，贫血貌；也有虽然外貌尚可，但体重已经明显下降，皮肤松弛者；食欲不振，饮食无味，进食量少，营养不良；容易感冒，容易咳嗽吐痰，或伴有低热；大便易不成形，容易浮肿或体腔积液；脉细弱，舌淡嫩；多见于高龄老人、肿瘤手术化疗以后、胃切除后、肺功能低下、大出血以后、极度营养不良者。

【适用病症】首先推荐以下病症符合上述人群特征者使用本方，亦可基于循证医学证据辨病使用本方：

（1）恶性肿瘤患者见消瘦、食欲不振者，或高龄老人的肿瘤需要保守治疗者。多用于肺癌、肠癌、胃癌、多发性骨髓瘤等肿瘤（B）[520]。

（2）以贫血为表现的疾病，如缺铁性贫血、再生障碍性贫血、骨髓增生异常综合征等。

（3）以慢性咳嗽、气喘为表现的疾病，如结核病、矽肺、肺气肿等。

（4）以心悸、气短胸闷为主要表现的心功能不全、心律失常（B）[521]。

（5）以肌肉萎缩为表现的疾病，如高龄老人营养不良、老年性痴呆、肌萎缩、运动神经元疾病等。

【注意事项】

（1）本方作用较缓和，久服方能起效。

（2）如无大豆黄卷，可用淡豆豉替代；如无白蔹，可用连翘替代。

058 芍药甘草汤

经典的止痛方，传统的柔肝解痉方，具有止腹痛、解挛急、通大便等功效。现代研究提示能抗氧化、抗炎，保护神经、降低异常水平的雄激素、泌乳素。适用于各种骨骼肌、平滑肌痉挛性疾病，神经病变和内分泌疾病。

【经典配方】芍药、甘草（炙）各四两。上二味，以水三升，煮取一升五合，去滓，分温再服。(《伤寒论》)

【经典方证】脚挛急。（29）胫尚微拘急。（30）

【推荐处方】白芍或赤芍30g，炙甘草10g。以水500mL，煮取汤液250mL，分2次温服。汤液色淡黄，味酸，微甜。

【方证提要】肌肉痉挛、腹痛、腿痛、便秘者。

【适用人群】其体型胖瘦皆有，但多肌肉坚紧，尤其是腹壁肌肉比较紧张，按之比较硬；下肢疼痛，站立行走屈伸困难者多见，疼痛多为阵发性、针刺样或电击样；或下肢抽筋，或下肢冰冷、麻木，或下肢浮肿，或下肢皮肤溃疡，足底皲裂等。易肌肉痉挛，易腹痛，易便秘，大便多干结如粒。

【适用病症】首先推荐以下病症符合上述人群特征者使用本方，亦可基于循证医学证据辨病使用本方：

（1）以下肢疼痛为表现的疾病，如腓肠肌痉挛（A）[522][523][524][525][526][527]、坐骨神经痛、急性腰扭伤、腰肌劳损、腰椎病、糖尿病足、下肢静脉血栓形成、股骨头缺血性坏死、骨质增生症、足跟痛等。

（2）以腹痛为表现的疾病（B）[528]，如急性胃肠炎（B）、胃及十二指肠溃疡、胃痉挛、肠粘连、胆绞痛、肾绞痛（A）[529][530]、痛经（B）[531]、妊娠妇女子宫痉挛[532]等。

（3）各种神经痛，如紧张性头痛（B）[533]、三叉神经痛、肋间神经痛、腰痛（A）[534][535]、坐骨神经痛、牙痛等；亦有用于糖尿病神经病变的肌肉疼痛痉挛（B）[536]、化疗后神经损伤所致疼痛（A）[537][538][539]。

（4）以肌肉痉挛为表现的疾病，如支气管哮喘、顽固性呃逆、不安腿综合征、脑血管意外后腓肠肌痉挛（B）[540]、小儿睡中磨牙症、颜面肌抽搐（A）[541]、眼睑痉挛、书写震颤症、阴茎异常勃起（强中）、阳痿、缩阴症、阴道痉挛等；有用于破伤风的报道[542][543]，亦用于精神药物引起的锥体外系症状（A）[544]。

（5）以便秘为表现的疾病，如习惯性便秘、肛裂、胆汁淤积性肝硬化等。

（6）消化道检查与治疗相关的疼痛和肠痉挛，如胃肠钡餐检查、胃镜检查中的不适（A）[545]、内窥镜逆行胰胆管造影（A）[546][547][548][549]、肠镜检查中的疼痛（B）[550][551]、肠镜检查中肠壁痉挛（A）[552][553]、肠道准备的疼痛（A）[554]、痔疮术后疼痛（A）[555][556]。

（7）内分泌异常，如多囊卵巢综合征（B）[557]、高泌乳素血症（A）[558]和闭经[559]；亦有用于自身免疫性妊娠异常、辅助生殖者（A）[560]。

【加减与合方】

（1）腹痛便血者，加黄芩15g。

（2）腹时冷痛者，加肉桂10g，干姜10g。

（3）四肢冷、胸胁苦满、腹胀者，加柴胡15g，枳壳15g。

（4）泌尿道结石急性发作疼痛难忍者，合麻黄附子细辛汤，或合大柴胡汤。

（5）腰腿疼痛剧烈者，合麻黄附子细辛汤。

【注意事项】

（1）肌肉松软者，大便不成形而无腹痛者慎用。

（2）芍药甘草的用量比例可以调整，《伤寒论》为1:1，但根据后世用药经验看，各种比例均有，有放大到12:1。

（3）日本有服用芍药甘草汤发生假性醛固酮增多症的报道，临床使用时需注意患者年龄、甘草剂量和服药疗程[561]。

⑤⑤⑨ 酸枣仁汤

经典的助眠方，传统的养血安神方，具有除虚烦、助眠的功效。现代研究提示能镇静催眠、抗抑郁、抗焦虑作用。适用于以精神恍惚、多疑虑、睡眠不安等为特征的疾病。

【经典配方】酸枣仁二升，甘草一两，知母二两，茯苓二两，芎䓖二两。上五味，以水八升，煮酸枣仁，得六升，内诸药，煮取三升，分温三服。(《金匮要略》)

【经典方证】虚劳，虚烦不得眠。(六)

【推荐处方】酸枣仁30g，炙甘草5g，知母10g，茯苓10g，川芎10g。以水1000mL，煮取汤液300mL，分2~3次温服。

【方证提要】失眠、焦虑不安、出汗、便秘、舌苔薄白者。

【适用人群】形体消瘦，皮肤干枯，指甲苍白、唇口干红；多有失眠，情绪不稳定、易激惹，精神恍惚，不定愁诉较多，可有轻度焦虑或抑郁；易疲劳出汗，易便秘；中老年妇女多见。

【适用病症】首先推荐以下病症符合上述人群特征者使用本方，亦可基于循证医学证据辨病使用本方：

（1）以失眠、焦虑、抑郁为主要表现的睡眠障碍和精神疾病（B）[562]，如更年期综合征、焦虑症（A）[563]、抑郁症、癔病、疑难病症、梦游[564]、夜间谵妄（B）[565]、失眠症（A）[566][567]，以及精神分裂症、嗜睡症[568]、抑郁相关的周身疼痛。

（2）其他以胸闷多汗、焦虑不安为主要表现的疾病，如冠心病、心绞痛、偏头痛等。

（3）肝炎的辅助治疗（A）[569]。

【加减与合方】

（1）多梦、惊悸、眩晕，合温胆汤。

（2）腹胀、咽喉异物感者，合半夏厚朴汤。

（3）胸闷、心悸、乏力者，合柴胡加龙骨牡蛎汤。

（4）悲伤欲哭，神情恍惚者，合甘麦大枣汤。

【注意事项】

（1）酸枣仁、知母有缓下作用，有腹泻或大便溏者减量使用。

（2）平时多吃小麦、小米、百合、莲子、红枣等，有辅助治疗效果。

060 肾气丸

经典的虚劳病方，传统的温肾利水方，具有利小便、壮腰膝、治短气、止消渴的功效。现代研究提示能增加脑血流和视网膜中央动脉血流、改善末梢循环、增加男性睾酮和精子水平、促进胰岛素分泌、改善胰岛素抵抗、促进老年人代谢水平、促进神经元及骨骼肌生长。适用于以腰痛膝软、少腹拘急、小便不利为特征的疾病以及老年人的调理。

【经典配方】干地黄八两，薯蓣四两，山茱萸四两，泽泻三两，牡丹皮三两，茯苓三两，桂枝一两，附子一两（炮）。上八味，末之，炼蜜和丸，梧子大。酒下十五丸，加至二十五丸，日再服。(《金匮要略》)

【经典方证】脚气上入，少腹不仁。（五）虚劳腰痛，少腹拘急，小便不利者。（六）夫短气有微饮。（十二）男子消渴，小便反多，以饮一斗，小便一斗。（十三）问曰：妇人病，饮食如故，烦热不得卧，而反倚息者……但利小便则愈，宜肾气丸主之。（二十二）

【推荐处方】生地黄 20 ~ 40g，山药 15g，山萸肉 15g，泽泻 15g，丹皮 15g，茯苓 15g，肉桂 5g，制附子 5g。以水 1100mL，煮取汤液 300mL，分 2 ~ 3 次温服。可按原书做成丸药。

【方证提要】消瘦乏力、少腹不仁或拘急、小便不利、腰痛、消渴、短气者。

【适用人群】面色偏黑或面红如妆，皮肤干燥松弛或有浮肿貌，缺乏光泽；体型较胖但肌肉松软，或逐渐消瘦，多见于中老年人（A）[570]；食欲旺盛，但体重减轻、精力衰退、易疲劳，时常出现烦热和口渴；下腹壁软弱松弛，按压无抵抗感；下腹部腹力明显弱于上腹部，甚至呈现出上凸下凹的斜坡状腹形，或有少腹拘急冷痛、喜按喜热，或腹肌板硬，重压有中空感；小便滴沥不爽，或小便频短，或尿失禁或尿潴留；男子阳痿早泄、精子活力下降、不育，女子性欲低下、月经不调、或易流产、或不孕；腰痛，足膝酸软，下半身发冷麻木，步履乏力；脉象弦硬而空大，轻按即得；舌嫩胖大满口，或嫩红，或黯淡，或无苔。

【适用病症】首先推荐以下病症符合上述人群特征者使用本方，亦可基于循证医学证据辨病使用本方：

（1）以肾上腺机能减退为特征的疾病，如甲状腺功能减退症、醛固酮增多症、阿狄森病、肾上腺皮质激素副作用[571]；亦用于2型糖尿病（A）[572]、高泌乳素血症（B）[573]、血脂紊乱（B）[574]等其他内分泌、代谢疾病。

（2）以腰腿痛为表现的骨关节疾病，如腰椎病（A）[575][576][577][578]、颈椎病（A）[579]、膝关节炎（B）[580]、骨质疏松（B）[581]、跌打损伤（B）[582]等；亦有用于潜水病导致的不完全性脊髓损伤（B）[583]和航天失重所致水代谢紊乱。

（3）以浮肿、小便不利为表现的疾病，如糖尿病肾病（A）[584]、慢性肾炎、肾病综合征、肾盂肾炎、肾结核、肾结石、输尿管结石、肝硬化腹水、淋巴水肿（A）[585]等。

（4）以尿频、尿无力、尿失禁为表现的疾病（B）[586]，如尿崩症、膀胱括约肌麻痹、神经性尿频（A）[587]、不安定膀胱（A）[588]、慢性前列腺炎（A）[589][590]、前列腺增生（A）[591][592][593][594]、夜尿症（A）[595]、产后水肿或尿闭、遗尿、术后尿失禁[596]、术后尿潴留（A）[597]、脊髓性尿潴留。

（5）以头晕眼花、耳鸣为表现的脑病和五官疾病，如高血压（A）[598]、脑动脉硬化、白内障、青光眼、糖尿病眼表疾病（A）[599]、神经性耳鸣（B）[600]、耳聋（B）[601]、阿尔茨海默病（A）[602]等；亦有用于抑郁（B）[603]、焦虑（B）[604]、多发性萎缩症[605]的报道。

（6）以慢性咳喘为表现的疾病，如慢性咳嗽（B）[606]、慢性支气管炎、支气管哮喘（B）[607][608]。

（7）中老年男性的性功能低下，如阳痿（B）[609]、遗精、早泄、少精（B）[610]、弱精不育（B）[611]等。

（8）月经不调类疾病，如崩漏、功能性子宫出血、不孕症、滑胎等；亦用于老年性阴道炎（A）[612]。

（9）肌肉和外周神经病变，如腓肠肌痉挛疼痛（A）[613]、肝硬化下肢肌肉疼痛痉挛（B）[614][615]、糖尿病周围神经病变（A）[616]、化疗后外周神经损伤（A）[617][618][619]。

（10）皮肤干燥而黑红，局部发热瘙痒苔藓化，或溃疡久不愈合，色黯肉僵者，如糖尿病皮肤病、营养不良性皮肤病、老年性瘙痒（A）[620]；亦有用于大疱性类天疱疮（A）[621]。

（11）外周血管病导致的间歇性跛行（A）[622]、下肢麻木（B）[623]，亦有用于多发性血管炎所致冷感和感觉异常[624]。

（12）以口干为主要表现的疾病，如干燥综合征、Mikulicz病[625]。

【注意事项】

（1）肾气丸不是保健品，健康无病之人或年少阳旺之人不宜长期服用。

（2）形体壮实，脸色黯红而有油光，脉滑数者慎用。

（3）腹胀、腹泻、食欲不振者不宜。

附：济生肾气丸。本方加怀牛膝、车前子，日本常称牛车肾气丸。适用于肾气丸证水肿明显者，如高血压合并肾脏损害、糖尿病肾病、糖尿病足、肾功能不全、肝硬化腹水等。

061 生脉散

古代的暑天保健方，传统的补气养阴方，具有止汗、固脱的功效。现代研究提示能促进机体耐缺氧、抗应激、保护心肌、维护心肺脑肝功能等。适用于以脉弱、多汗、气短、头昏眼花为特征的疾病。

【原书配方】人参五钱，五味子、麦门冬各三钱，右水煎服。(《证治准绳》)

【原书方证】补肺中元气不足。(《医学启源》)夫脾胃虚弱之人，遇六七月霖雨，诸物皆润，人汗沾衣，身重短气，更逢湿旺，助热为邪，西北二方寒清绝矣，人重感之，则骨乏无力，其形如梦寐间，朦朦如烟雾中，不知身所有也……故以人参之甘补气，麦门冬苦寒，泻热补水之源，五味子之酸，清肃燥金，名曰生脉散。(《内外伤辨惑论》)治热伤元气，肢体倦怠，气短懒言，口干作渴，汗出不止，或湿热大行，金为火制，绝寒水生化之源，致肢体痿软，脚欹眼黑最宜，宜服之。

【推荐处方】人参10g，麦门冬15g，五味子10g。以水900mL，煮取汤液300mL，分2~3次温服或代茶饮。

【适用人群】精神萎靡，憔悴疲惫；汗出多，稍动即气喘吁吁、头昏眼花、心悸胸闷、口干舌燥；食欲不振，心下痞硬；脉虚弱，舌质嫩红。

【适用病症】首先推荐以下病症符合上述人群特征者使用本方，亦可基于循证医学证据辨病使用本方：

（1）各种休克，如急性心肌梗死（A）[626]、心源性休克、中毒性休克、失血性休克等；烧伤后心肌损伤（A）[627]；亦用于透析相关低血压（A）[628]。

（2）以胸闷、气短、自汗、心悸为表现的疾病，如冠心病（A）、心肌炎（A）[629]、扩张性心肌病（A）[630]、心功能不全（A）[631][632]、心动过缓（A）[633]、发热性疾病后期体质虚弱、肺结核、慢性支气管炎、肺气肿（A）[634]、肺源性心脏病、日射病、高原病、高龄老人的食欲不振等；亦用于恶性肿瘤的辅助治疗（A）[635]。

（3）运动员以及从事航天、潜水、高温作业人员的保健。

【加减与合方】

（1）心悸，加桂枝 15g，炙甘草 10g。

（2）气喘、多汗，加龙骨 15g，牡蛎 15g，山萸肉 30g。

【注意事项】

（1）本方与华法林等抗凝药物联用需谨慎，中国有生脉口服液联合华法林导致颅内出血的案例报道。[636]

（2）本方与地高辛联用时，需注意地高辛浓度，有研究发现生脉注射液对地高辛的代谢有影响。[637]

062 十全大补汤

古代虚劳病方，传统的气血阴阳俱补方，具有长气力、悦颜色、提食欲、退虚热、长新肉等功效。现代研究提示能促进造血、调节免疫、调节肠道菌群、抗肿瘤、抗衰老、抗应激、抗骨质疏松、促进放射损伤恢复等。适用于以久病虚损、消瘦憔悴、不进饮食为特征的多种慢性消耗性疾病。

【原书配方】人参、肉桂（去粗皮，不见火）、川芎、地黄（洗，酒蒸，焙）、茯苓（焙）、白术（焙）、甘草（炙）、黄芪（去芦）、川当归（洗，去芦）、白芍药各等分。上一十味，锉为粗末。每服二大钱，水一盏，生姜三片，枣子二个，同煎至七分，不拘时候温服。（《太平惠民和剂局方·诸虚门》）

【原书方证】治男子妇人诸虚不足，五劳七伤，不进饮食，久病虚损，时发潮热，气攻骨脊，拘急疼痛，夜梦遗精，面色萎黄，脚膝无力，一切病后气不如旧，忧愁思虑伤动气血，喘嗽中满，脾肾气弱，五心烦闷，并皆治之。

【推荐处方】人参10g，黄芪15g，白术10g，茯苓10g，当归10g，白芍10g，熟地15g，川芎10g，肉桂5g，炙甘草5g。以水1000mL，煎取300mL，日分两次服用。

【方证提要】面黄贫血、极度消瘦、脉弱、疮疡久不愈合者。

【适用人群】全身消耗严重，形体极度消瘦，皮肤枯燥无华，面色萎黄，眼睑唇舌淡白，贫血貌；食欲不振，口干无津，舌光剥糜烂，舌质黯淡；或疮疡久不愈合，脓水清稀，或脱肛，或子宫脱垂，或大便滑泄不禁，或出血不止；脉大而无力，或脉微细，或迟缓；多见于许多疾病的终末期，或大病后，或大出血后，或产后极度虚弱者。

【适用病症】首先推荐以下病症符合上述人群特征者使用本方，亦可基于循证医学证据辨病使用本方：

（1）慢性消耗性疾病和手术损伤，表现为乏力、虚弱、纳差、面色苍白、毛发枯槁、贫血，如慢性肝炎（A）[638]、肾性贫血（A）[639]、血透患者的乏力（B）[640]、骨髓增生异常综合征、Shwachman综合征[641]、类风湿关节炎[642]、系统性红斑狼疮[643]、消耗综合征、提高疫苗接种效果（A）[644][645]；预防术前自体输血的贫血（A）[646]；亦用于老年性皮肤瘙痒（B）[647]等皮肤病、月经后期头痛（B）[648]、产后乳汁不足（A）[649]。

（2）反复发作、耐药菌相关的感染性疾病，如中耳炎（A）[650]、术后携带耐药菌（A）[651]、褥疮的耐药菌感染（A）[652]、窦道瘘管（B）[653]、慢性丙型肝炎（B）[654]。

（3）恶性肿瘤的辅助治疗，如改善肿瘤患者营养状况和免疫功能（A）[655][656][657]，减少术后复发（A）[658]，联合乳腺癌（A）[659][660]、肺癌（B）[661]、结肠癌（A）[662]、妇科肿瘤（A）[663]

化疗，联合放疗（A）[664][665]、肝癌局部治疗（A）[666]，联合胰腺癌的肿瘤疫苗治疗[667]，并可预防病毒性肝炎肝硬化患者发生肝癌（A）[668]。

【加减与合方】

（1）脉沉细，加炮附子 5g。

（2）便血崩漏色黯淡，加炮姜 5g。

（3）本方去黄芪、肉桂，为八珍汤，亦为临床常用方。

【注意事项】体格壮实，肤色黑，血黏稠者慎用；舌红苔黄者，脉滑实者慎用；恶心呕吐，腹胀满者慎用。

T

HUANGHUANG JINGFANG
SHIYONG SHOUCE

063 桃核承气汤

经典的蓄血病方，传统的泻下逐瘀方，具有治狂乱、下瘀血、通大便等功效。现代研究提示能降低血黏度、抗凝血、改善微循环、降血脂、降血糖、抗缺氧、解热、泻下等。适用于以少腹急结、其人如狂为特征的疾病。

【经典配方】桃仁五十个（去皮尖），大黄四两，桂枝二两（去皮），甘草二两（炙），芒硝二两。上五味，以水七升，煮取二升半，去滓，内芒硝，更上火微沸，下火。先食温服五合，日三服，当微利。(《伤寒论》)

【经典方证】其人如狂……但少腹急结者。（106）

【推荐处方】桃仁 15g，制大黄 15g，桂枝 15g，炙甘草 5g，芒硝 10g。以水 1000mL，煮取汤液 300mL，冲入芒硝，分 2 ~ 3 次温服。

【方证提要】少腹急结，其人烦躁不安，便秘，或月经不调者。

【适用人群】面色黯红有光泽，唇黯红，舌质黯红或紫，或有麦粒肿、痤疮、毛囊炎等，或眼睛充血或翳状胬肉；下腹部充实，两少腹压痛，特别是左下腹部可有较明显压痛，或触及包块。眼睛有神，声音高亢，狂躁不安。或神志不清，记忆力下降，注意力不集中，失眠，头痛，眩晕，耳鸣，心悸等，特别是经前狂乱者，更应考虑；女性有月经来而不畅、色黑有血块，或过期不至，或闭经，或经期症状加重，产妇或胎盘不下、恶露不止；大多便秘，或有痔疮、肛裂、肛瘘等。

【适用病症】 首先推荐以下病症符合上述人群特征者使用本方，亦可基于循证医学证据辨病使用本方：

（1）以狂躁、便秘为表现的精神和神经疾病，如精神分裂症、抑郁症、躁狂症、老年性精神障碍、帕金森病等。

（2）以剧烈头痛为表现的中枢神经疾病，如脑内出血、脑水肿、流脑、脑震荡后遗症、脑出血、高血压等。

（3）以大小便不通的疾病，如围绝经期综合征、流行性出血热、糖尿病肾病、急性肾功能衰竭、肾病综合征、膀胱炎、尿路感染等。

（4）以下腹痛、盆腔淤血为表现的妇产科疾病，如难产、产后恶露不止、胎盘残留[669]、急性盆腔炎、输卵管结扎术后综合征、阴道血肿、异位妊娠、痛经（B）[670]、闭经等；亦有用于乳腺增生症（B）[671]。

（5）以下腹部疼痛、便秘为表现的男科疾病，如前列腺炎、睾丸炎、前列腺肥大等。

（6）以头面部充血为表现的疾病，如麦粒肿、翳状胬肉、痤疮、毛囊炎、酒渣鼻、牙龈出血、龋齿疼痛、脱发、肩周炎等。

（7）病情顽固，皮损紫黯、增厚、干燥、脱屑的皮肤病，如银屑病、顽固性湿疹、异位性皮炎（B）[672]、淤积性皮炎等。

（8）表现为消渴、便秘的 2 型糖尿病（B）[673]。

【加减与合方】

（1）失眠、抑郁，合柴胡加龙骨牡蛎汤。

（2）肌肤甲错，疾病慢性化者，合桂枝茯苓丸。

【注意事项】

（1）药后或月经来潮，或出现便血、尿血，为疾病向愈的征兆。

（2）仲景条文提出"先食温服"，以使药力直达病所，迅速发挥逐瘀下行之力。临床使用时，多嘱咐病人在饭前 1 小时空腹服药。

（3）体质虚弱者慎用。

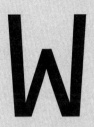

HUANGHUANG JINGFANG
SHIYONG SHOUCE

064 温胆汤

古代的情志病方，传统的清热化痰和胃方，具有壮胆、助眠、止呕、定眩悸、宽胸等功效。现代研究提示能镇静、抗焦虑、抗抑郁。适用于以恶心呕吐，眩晕，心悸，失眠，易惊等为特征的疾病。

【原书配方】半夏（汤洗七次）、竹茹、枳实（麸炒去瓤）各二两，陈皮（去白）三两，甘草（炙）一两，白茯苓一两半。上为锉散，每服四大钱，水一盏半，姜五片，枣一个，煎七分，去滓，食前服。（《三因极一病证方论》）

【原书方证】大病后，虚烦不得眠。（《千金要方·卷九》）心胆虚怯，遇事易惊，或梦寐不详，或异象惑，遂致心惊胆慑，气郁生涎，涎与气抟，变生诸证，或短气悸乏，或复自汗，四肢浮肿，饮食无味，心虚烦闷，坐卧不安。

【推荐处方】姜半夏15g，茯苓15g，陈皮15g，炙甘草5g，枳壳15g，竹茹10g，干姜5g，红枣15g。以水1000mL，煮取汤液300mL，分2~3次温服。

【方证提要】虚烦不得眠，易惊恐，多噩梦，易精神恍惚，焦虑不安；易恶心，头晕，短气，心悸，乏力，自汗，饮食无味，脉滑者。

【适用人群】体型偏胖，皮肤油腻有光泽，圆脸居多，目睛大而明亮，有光彩，眼神飘忽不定；易出现幻觉，易惊恐，常有恐高、黑暗恐惧、宠物恐惧等；经常焦虑不安，睡眠障碍，多噩梦；易眩晕，如晕车、晕船、晕机、酒后眩晕等；易胸闷、心悸、出汗、肌肉易抽动等；易恶心，甚至呕吐，吐水或痰液，特别是在紧张害怕时出现；发病与过度惊恐、突发性事件过多、工作与生活压力过大有关。

【适用病症】首先推荐以下病症符合上述人群特征者使用本方，亦可基于循证医学证据辨病使用本方：

（1）以惊恐不安为表现的疾病，如创伤后应激障碍、恐惧症、强迫症、焦虑症等。

（2）以抽动痉挛为表现的疾病，如儿童抽动秽语综合征、帕金森综合征等。

（3）以眩晕、幻觉、失眠、认知功能减退为表现的疾病，如失眠（B）[674]、精神分裂症（A）[675]、眩晕症、一氧化碳中毒迟发脑病（B）[676]、中风后遗症（A）[677]、阿尔茨海默病（A）[678][679]等。

（4）胃-食管反流症、胆汁反流性胃炎（A）[680]。

（5）高血压、代谢综合征（A）[681]。

【加减与合方】

（1）胸闷烦躁、失眠、心律快、舌苔黄腻者，加黄连5g。

（2）嗜睡、面黄、脉缓、乏力者，加麻黄5g。

（3）头痛、眩晕、抽动者，加天麻10g。

（4）焦虑及腹胀者，加栀子15g，厚朴15g。

（5）精神恍惚、百般无奈而脉不滑、舌不红者，合酸枣仁汤。

（6）腹胀、咽喉异物感者，合半夏厚朴汤。

（7）肌肉痉挛、抽搐者，加全蝎5g，蜈蚣10g。

【注意事项】

（1）孕妇慎用。

（2）服本方后可发生胃脘胀闷、食欲改变、胃肠蠕动加剧、大便溏薄、口干、睡眠时间延长等反应，继续服用常得自解[682]。

065 温经汤

经典的妇人病方，传统的养血调经方，具有助孕、调月经、止腹痛、止泻、嫩肤等功效。现代研究提示有类雌激素样作用，能调节下丘脑－垂体－性腺轴。适用于以羸瘦、唇口干燥、手掌干枯、少腹不适、腹泻为特征的月经不调、闭经、不孕等妇科疾病，以及憔悴女性的体质调理。

【经典配方】吴茱萸三两，当归二两，芎䓖二两，芍药二两，人参二两，桂枝二两，阿胶二两，生姜二两，牡丹皮二两（去心），甘草二两，半夏半升、麦门冬一升（去心）。上十二味，以水一斗，煮取三升，分温三服。（《金匮要略》）

【经典方证】妇人年五十所，病下利数十日不止，暮即发热，少腹里急，腹满，手掌烦热，唇口干燥。（二十二）妇人少腹寒，久不受胎；兼取崩中去血，或月水来过多，及至期不来。（二十二）

【推荐处方】吴茱萸5g，人参10g或党参15g，麦门冬20g，姜半夏10g，炙甘草10g，桂枝10g，白芍10g，当归10g，川芎10g，牡丹皮10g，阿胶10g，生姜10g。以水1300mL，煮取汤液500mL，化入阿胶，分2～3次温服。或加入红枣、桂圆肉等熬成膏滋长期服用。

【方证提要】或月经不调，或久不受胎，或绝经后，少腹里急，腹满，手掌烦热，唇口干燥者。

【适用人群】形体中等或消瘦，皮肤干枯黄黯，缺乏光泽；口唇干燥干瘪，色黯淡，不红润，不饱满，开裂、脱皮；手掌、脚掌干燥，容易裂口或有毛刺，或有疼痛或发热感；疲劳感、发热感、头痛等症状均以晨轻暮重为特点，入夜难眠、性欲低下等；易食欲不振、腹胀满、腹泻等；月经稀发或闭经，或不规则阴道出血，月经量少居多，色淡或黑色，或难以怀孕，或易于流产；腹部柔软，小腹部可有轻度抵抗及压痛；大多有产后大出血、过度生育或流产，或有长期腹泻、或久病、或营养不良等既往史。

【适用病症】首先推荐以下病症符合上述人群特征者使用本方，亦可基于循证医学证据辨病使用本方：

（1）以闭经为表现的疾病，如排卵异常（A）[683]、多囊卵巢综合征（A）[684]、闭经（B）[685]、黄体功能不足（A）[686]、子宫发育不全、不孕症等。

（2）以子宫出血为表现的疾病，如习惯性流产、功能性子宫出血等。

（3）更年期妇女出现的不明原因的消瘦或反复腹泻、食欲不振、唇口手掌干枯、下肢冷（A）[687]、失眠等，亦用于更年期抑郁状态（B）[688]。

（4）以月经量少色淡、局部皮肤干燥为表现的痤疮、湿疹、指掌角化症、唇炎、脱发、干燥综合征（B）[689]、扳机指（B）[690]等。

【加减与合方】

（1）闭经而形体不消瘦者，加生麻黄5g，葛根30g。

（2）心烦不安、口腔溃疡者，合黄连阿胶汤。

（3）出血者，加生地黄30g。

（4）大便干结、皮肤干燥粗糙者，加桃仁15g。

（5）为使汤液可口，可加红枣30g。

【注意事项】

（1）体形肥满壮实，营养状态好，面色红润者慎用。

（2）不孕症患者服用本方至妊娠后应停服。

（3）湿盛胸腹胀满及呕吐者，女性乳胀痛者，月经量多者，慎用或不宜长期服用。

（4）服用本方的同时要多食用猪蹄、鸡爪、牛筋等富含胶原蛋白的食物。

066 温脾汤

古代的止痛方，传统的温下寒积方，具有止腹痛、通大便、去寒积、提食欲的功效。适用于脐腹冷痛、大便不通的疾病，多用于肠梗阻、肠粘连等疾病而患者体质虚弱时。

【原书配方】当归、干姜各三两，附子、人参、芒硝各二两，大黄五两，甘草二两。上七味，㕮咀，以水七升，煮取三升，分服，日三。(《备急千金要方·卷第十三·心腹痛第六》)

【原书方证】治腹痛，脐下绞结，绕脐不止。

【推荐处方】生大黄10~15g，玄明粉10g（分冲，得便停），炙甘草10g，制附片15g，干姜15g，红参10g，当归15g。以水1100mL，先煎附子30分钟，再煎他药，取400mL，日分三服。

【方证提要】极度消瘦，腹痛，不大便者。

【适用人群】消瘦，形容憔悴，精神萎靡，虚弱貌；便秘，数日不便，腹胀痛，痛苦不堪；食欲不振，常常多日不进食；舌苔厚腻，或白或黄；多为患病日久，体质极度虚弱者。

【适用病症】首先推荐以下病症符合上述人群特征者使用本方，亦可基于循证医学证据辨病使用本方：

（1）以腹痛、便秘为表现的疾病，如晚期肿瘤患者伴有肠梗阻者，或手术后肠粘连反复发作者。

（2）以腹部冷痛、腹泻为表现的疾病，如慢性肠炎、痢疾等。

（3）兼有便秘的慢性肾病，如慢性肾功能不全（B）[691][692]、慢性肾小球肾炎、糖尿病肾病、狼疮性肾病等；亦可用于透析患者（B）[693]。

【加减与合方】

（1）怕热多汗、口渴欲饮、大便干燥难解者，可去附子、干姜，加玄参 30g，麦门冬 30g。

（2）脐腹部冷痛者，加肉桂 10g。

（3）大便通后，食欲不振者，合用薯蓣丸。

【注意事项】

（1）患者多骨瘦如柴，但因腹痛、便秘不惧攻下，得便可停。

（2）腹部冷痛、舌苔白厚者最为适宜。

067 五苓散

经典的利水方，传统的通阳化气、健脾利水方，具有止口渴、利小便、止吐、止泻、止汗、定眩、治头痛等功效。现代研究提示能保肝、降脂、抑制乙醇性脂肪肝形成、利尿、调节水电解质代谢、缓解颅内高压等。适用于以口渴、吐水、腹泻、汗出而小便不利为特征的疾病。

【经典配方】猪苓十八铢（去皮），泽泻一两六铢，白术十八铢，茯苓十八铢，桂枝半两（去皮）。上五味，捣为散，以白饮和服方寸匕，日三服。多饮暖水，汗出愈。(《伤寒论》《金匮要略》)

【经典方证】太阳病，发汗后，大汗出，胃中干，烦躁不得眠，欲得饮水者……若脉浮，小便不利，微热消渴者，五苓散主之。(71) 发汗已，脉浮数，烦渴者。(72) 伤寒，汗出而渴者。(73) 中风，发热六七日，不解而烦，有表里证，渴欲饮水，水入则吐者。(74) 痞不解，其人渴而口燥烦，小便不利者。(156) 霍乱，头痛、发热，身疼痛，热多欲饮水者。(386) 假令瘦人，脐下有悸，吐涎沫而癫眩。(十二)

【推荐处方】猪苓20g，泽泻30g，白术20g，茯苓20g，桂枝15g或肉桂10g。以水1100mL，煮取汤液300mL，分

2～3次温服。也可制成散剂，每服 5g，日 2～3 次，用米汤调服或热开水冲服。[694]

【方证提要】口渴而小便不利，或水入则吐，或汗出，或呕吐，或口燥，烦，或悸动，或癫眩，或下利者。

【适用人群】体型不一，胖瘦均有，特征是口渴，渴感明显，茶杯不离身，常喝热水润口，喝多胃内不适；舌胖大质嫩边齿痕，苔白厚腻或水滑苔；上腹部不适，容易吐水或涎沫，胃内振水音，或明显肠鸣音，腹泻或大便不成形，饮冷或进食瓜果易于腹泻；小便量少，色黄不畅，欲尿而不得出，或浮肿，或体腔积液；头晕头痛，走路不稳，畏光，眼花缭乱，或复视，心悸脐跳；皮肤黄，缺乏光泽，易浮肿，多汗，易渗出，多水疱；醉酒、味精滥用、保健品滥用者以及代谢障碍者多见。

【适用病症】首先推荐以下病症符合上述人群特征者使用本方，亦可基于循证医学证据辨病使用本方：

（1）以水样便腹泻为表现的疾病，如夏秋季的胃肠型感冒、急性肠炎、流行性腹泻（A）[695]、消化不良（B）[696]、化疗后腹泻、脂肪肝腹泻、抗生素腹泻、放射性肠炎（B）[697]、酒后腹泻、婴幼儿腹泻等。

（2）以吐水为表现的疾病，如急性胃炎、妊娠呕吐、醉酒呕吐、药物性呕吐（B）[698]、幽门狭窄[699]、新生儿呕吐（A）[700]、术后恶心呕吐（A）[701][702]、溺水后呕吐等。

（3）以浮肿为表现的疾病，如老年下肢浮肿（B）[703]、心功能不全（B）[704]、经期浮肿、经前期紧张症、肾性高血压、痛风、高血尿酸；慢性肾功能不全接受血透患者（B）[705]，化疗药导致急性肾功能衰竭（B）[706]等；亦有用于下腹淋巴水肿（B）[707]。

（4）以体腔积液为表现的疾病，如心包积液、脑积水、胸腔积液[708]、腹水[709]、胃潴留、睾丸鞘膜积液（水疝）、精索积液（B）[710]、尿路结石（B）[711]、肾积水、羊水过多、羊水过少（A）[712]等。

（5）以口渴、多饮、尿频为表现的疾病，如干燥综合征、尿崩症、周期性促肾上腺皮质激素－血管加压素分泌综合征（B）[713]、垂体瘤、肾上腺肿瘤、醛固酮增多症、小儿多饮症、药物性口干（B）等。

（6）以头痛、头晕为表现的疾病，如顽固性头痛、经期头痛（B）[714]、三叉神经痛（B）[715]及其他神经痛[716]、脑积水（A）[717]、颅内压增高性头痛；治疗慢性硬膜下血肿（B）[718]及其术后复发预防（A）[719]、梅尼埃病、眩晕症、晕车晕船、妊娠高血压综合征、原发性高血压（B）[720]、直立性低血压（A）[721]等。

（7）以畏光、眼花、头痛为表现的眼科疾病，如青光眼、中心性浆液性视网膜炎、视神经乳头水肿、黄斑水肿、假性近视（B）[722]、玻璃体混浊、夜盲症、急性泪囊炎、视网膜中心静脉闭塞症[723]、小柳原田病。

（8）以多汗、渗出、增生为表现的疾病，如扁平疣、黄色瘤、脂溢性皮炎、脱发、多形性红斑、水痘、带状疱疹、顽固性湿疹、特应性皮炎（A）[724]、手足的水疱性湿疹、口腔黏膜白斑等。

（9）代谢综合征和肝病，如单纯性肥胖、脂肪肝、慢性肝炎、肝硬化、肿瘤化疗后肝损害。

（10）存在神经根及其周围软组织水肿的颈椎病、腰椎病[725]。

（11）支气管哮喘（B）[726]。

【加减与合方】

（1）低热、淋巴结肿大、胸闷恶心、食欲不振者，合小柴胡汤。

（2）腹胀、嗳气、咽喉异物感、舌苔厚腻者，合半夏厚朴汤。

（3）暑天多汗、头痛烦渴、小便涩者，加滑石 15g，寒水石 15g，生石膏 20g，炙甘草 5g，名桂苓甘露饮。

（4）腰腿疼痛、血压高者，加怀牛膝 30g。

（5）黄疸或胆红素偏高者，加茵陈 30g。

【注意事项】

（1）本方虽有纠正脱水的作用，但对于重度脱水及伴有严重电解质紊乱者，不能单纯依靠本方，须结合补液等其他纠正水电解质紊乱的措施。

（2）少数患者服用本方后，或会出现腹泻或便秘，可减量或停服。

（3）吐水者宜用散剂，无上消化道症状者可用汤剂。

（4）服用五苓散后宜饮热开水，取微汗为宜。平时忌食冰冷食物。

（5）日本有使用此方发生肾小管间质性肾炎和葡萄膜炎综合征（TINU）的报道[727]。

（6）本方与非甾体类解热镇痛药联用，可能会影响疗效[728]。

068 五积散

古代外感内伤病的通治方，以治气、血、痰、饮、食五积之意而名，具有解表、温中、除湿、去痰、消痞、调经等功效。适用于以恶寒无汗、身痛、呕吐、腹胀以及月经不调为特征的疾病和寒湿体质调理。

【原书配方】白芷、川芎、甘草（炙）、茯苓（去皮）、当归（去芦）、肉桂（去粗皮）、芍药、半夏（汤洗七次）各三两，陈皮（去白）、枳壳（去瓤，炒）、麻黄（去根、节）各六两，苍术（米泔浸，去皮）二十四两，干姜（煨）四两，桔梗（去芦头）十二两，厚朴（去粗皮）四两。上除肉桂、枳壳二味别为粗末外，一十三味同为粗末，慢火炒令色转，摊冷，次入桂、枳壳末令匀。每服三钱，水一盏半，入生姜三片，煎至一中盏，去滓，稍热服。(《太平惠民和剂局方》)

【原书方证】调中顺气，除风冷，化痰饮。治脾胃宿冷，腹胁胀痛，胸膈停痰，呕逆恶心；或外感风寒，内伤生冷，心腹痞闷，头目昏痛，肩背拘急，肢体怠惰，寒热往来，饮食不进；及妇人血气不调，心腹撮痛，经候不调，或闭不通，并宜服之。

【推荐处方】生麻黄15g，肉桂10g，炙甘草5g，苍术 40g, 厚朴 10g, 姜半夏 10g, 陈皮 15g, 枳壳 15g, 茯苓 10g, 桔梗 15g, 白芷 10g, 当归 10g, 川芎 10g, 白芍 10g, 干姜 10g。以水 1500mL, 煮取汤液 300mL, 分 2 ~ 3 次温服。也可按原方比例做成袋泡剂, 沸水泡服或煎服, 每服 20g, 每天 2 ~ 3 次。

【方证提要】 面黄黯, 苔白腻, 身体困重, 腹胀腹泻, 头晕, 咳痰, 或月经不调者。

【适用人群】 体型偏胖或壮实, 腹壁脂肪较厚但柔软, 四肢粗壮; 面色黄黯, 皮肤多干燥、粗糙, 面部易有痤疮和黄褐斑; 身体困重, 乏力感明显, 怕冷, 不易出汗, 易关节痛, 尤其是肩背部痛、腰腿痛, 遇冷更明显; 舌苔白腻, 恶心呕吐, 腹中气多, 腹冷痛, 大便不成形或腹泻; 易头痛眩晕, 胸闷心悸, 易惊恐, 易失眠多梦; 易咳嗽, 多痰; 女性月经后期, 或稀发, 或闭经。

【适用病症】 首先推荐以下病症符合上述人群特征者使用本方, 亦可基于循证医学证据辨病使用本方:

（1）以腹胀、腹痛为表现的疾病, 如急慢性胃肠炎、胃溃疡、十二指肠溃疡、胃痉挛、疝气等。

（2）以身体疼痛为表现的疾病, 如腰痛、颈椎病、肩周炎（B）[729]、坐骨神经痛、风湿病、腕管综合征（B）[730]等。

（3）以恶寒、无汗为表现的疾病, 如感冒、空调病、中风、扭伤、冷症等。

（4）以月经不调为表现的疾病，如月经后期、月经稀发、闭经（A）[731]、痤疮、肥胖、带下、卵巢囊肿、多囊卵巢综合征等。

【注意事项】

（1）服本方后宜避风寒，忌生冷，取微汗为佳。

（2）本方因含有麻黄，不宜空腹服用，因空腹服用容易出现心慌、发汗、虚弱感。

（3）本方温燥，形体消瘦、心烦口渴、唇舌黯红者慎用。

（4）部分患者服用后可能出现睡眠不深。

069 乌梅丸

经典的厥阴病方和蛔厥病专方，传统的清上温下、温脏安蛔方，具有安蛔、止利、止痛、除烦、治厥冷等功效。现代研究提示能抗菌消炎、麻醉蛔虫、解痉止痛、促进胆囊收缩和胆汁分泌、保护胰岛 β 细胞，改善胰岛素抵抗等。适用于厥冷、腹痛绞痛、烦躁、呕吐腹泻为特征的寒热虚实错杂的病证。

【经典配方】乌梅三百枚，细辛六两，干姜十两，黄连十六两，当归四两，附子六两（炮，去皮），蜀椒四两（出汗），桂枝六两（去皮），人参六两，黄柏六两。上十味，异捣筛，合治之。以苦酒渍乌梅一宿，去核，蒸之五斗米下，饭熟，捣成泥，和药令相得。内臼中，与蜜杵二千下，丸如梧子大。先食服十丸，日三服。稍加至二十丸。禁生冷、滑物、臭食等。(《伤寒论》《金匮要略》)

【经典方证】蛔厥者，其人当吐蛔，今病者静，而复时烦者，此为脏寒。蛔上入膈，故烦，须臾复止，得食而呕，又烦者，蛔闻食臭出，其人当自吐蛔。蛔厥者，乌梅丸主之，又主久利。(338)(十九)

【推荐处方】乌梅20g，黄连5~15g，黄柏5g，党参10g或红参5g，当归5g，细辛5g，肉桂5g，制附子5g，干姜5g，川椒5g。以水1200mL，开盖煮取汤液300mL，分2～3次温服，服时可冲服蜂蜜两汤匙。或按原方比例蜜丸口服，每次5g，每日2～3次。

【方证提要】呕吐、烦躁、厥冷、疼痛、久利者。

【适用人群】消瘦，脸色多黄，或青黄中浮红，烦躁神情；脉象如琴弦，而且硬大而搏指；烦热明显，或失眠，或心胸出汗，或口舌生疮，或龈肿咽痛，但手足腹部多冰凉；上有呕吐、嘈杂、气上撞胸，下有痛泻，疼痛剧烈，甚至晕厥，腹部或有气块攻冲；半夜或凌晨发病或加重者居多；多见于久治不愈的疑难病人。

【适用病症】首先推荐以下病症符合上述人群特征者使用本方，亦可基于循证医学证据辨病使用本方：

（1）以痛泻为表现的疾病[732]，如肠易激综合征、克罗恩病、慢性非特异性溃疡性结肠炎、慢性细菌性痢疾、滴虫性肠炎（A）[733]、糖尿病腹泻、直肠息肉、肠神经症等。

（2）以呕吐、腹痛为表现的疾病，如胆道蛔虫病、胆囊炎。

（3）以泛酸、脘胀为表现的疾病，如慢性萎缩性胃炎（A）[734]、胆汁反流性胃炎、糖尿病胃轻瘫（B）[735]等。

（4）以焦虑为表现的疾病，如焦虑症、抑郁症、痛经、皮肤病等。

【注意事项】

（1）乌梅丸方证有不同类型，如腹痛型、腹泻型、反流型、烦热型等，临床表现不一。

（2）本品含有马兜铃科植物细辛，腹泻型、肾病患者慎用，长期服用需要定期复查肾功能。

（3）病缓者以丸治，病急者以汤服。

070 吴茱萸汤

经典的止痛止呕方，传统的温胃方，具有止吐利、治吐涎、止头痛、除烦满等功效。适用于以腹痛、干呕、吐涎沫、头痛、吐利而手足厥逆为特征的疾病。

【经典配方】吴茱萸一升（洗），人参三两，生姜六两（切），大枣十二枚（擘）。上四味，以水七升，煮取二升，去滓，温服七合，日三服。（《伤寒论》《金匮要略》）

【经典方证】食谷欲呕。（243）少阴病，吐利，手足逆冷，烦躁欲死者。（309）干呕，吐涎沫，头痛者。（378）（十七）呕而胸满者。（十七）

【推荐处方】吴茱萸10g，人参10g或党参15g，生姜30g，红枣20g。以水900mL，煮取汤液200mL，分2～3次温服。

【适用人群】面色苍白，或青白，或晦黯，缺乏红光；精神萎靡而有烦躁貌，或眉头紧皱，或畏光声，或虽卧床而曲膝伸腿、辗转反侧，或摆手摇头，极不安宁；多痛症，尤以头痛为多，其痛势剧烈，如爆裂，如锥扎，或呻吟不止，或以手自击其头，或抱头跳跃；易恶心呕吐，或吐酸水，或吐痰涎，口淡乏味，清涎满口；心窝部常有膨满痞塞感，多伴有振水声；

舌苔白腻或水滑；常有饮冷或过服寒冷药物史。[736]

【适用病症】首先推荐以下病症符合上述人群特征者使用本方，亦可基于循证医学证据辨病使用本方：

（1）以呕吐为表现的疾病，如神经性呕吐、急慢性胃炎、消化性溃疡、食管癌、贲门痉挛、幽门痉挛、瘢痕性幽门梗阻、慢性胆囊炎、妊娠恶阻、更年期顽固性呕吐；亦有用于辅助清除幽门螺旋杆菌（A）[737][738]。

（2）以头痛为表现的疾病，如高血压脑病、颅内压增高性头痛、结核性脑膜炎、血管神经性头痛、习惯性头痛（A）[739]、偏头痛（A）[740]、颅内血肿、顽固性头痛（B）[741]、梅尼埃综合征、急性结膜炎、急性充血型青光眼、急性视神经乳头炎、癫痫等；亦用于腰椎穿刺术后头痛（A）[742]。

【加减与合方】

（1）吐水、眩晕，合小半夏加茯苓汤。

（2）头痛、头晕，胃部胀满、有振水声者，合苓桂术甘汤。

【注意事项】

（1）吴茱萸有毒，大剂量使用要慎重，煎煮时间要长。

（2）吴茱萸味道极苦，入煎时宜先用热开水冲洗数次。

（3）关久友等的研究中发现，服用吴茱萸汤出现肝功能（ALT、AST、GGT）异常和皮疹者。

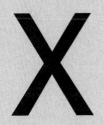

HUANGHUANG JINGFANG
SHIYONG SHOUCE

071 小柴胡汤

经典的少阳病方，传统的和解方，具有治往来寒热、除胸胁苦满、提意欲、止呕吐等功效。现代研究提示能解热、抗炎、调节免疫、诱导干扰素生成、改善记忆、调节压力等。适用于以往来寒热、胸胁苦满、心烦喜呕、默默不欲饮食为特征的疾病。

【经典配方】柴胡半斤，黄芩三两，半夏半升（洗），人参三两，甘草三两（炙），生姜三两（切），大枣十二枚（擘）。上七味，以水一斗二升，煮取六升，去滓，再煎取三升。温服一升，日三服。(《伤寒论》《金匮要略》)

【经典方证】伤寒五六日，中风，往来寒热，胸胁苦满，嘿嘿不欲饮食，心烦喜呕。或胸中烦而不呕，或渴，或腹中痛，或胁下痞硬，或心下悸、小便不利，或不渴、身有微热，或咳者。(96) 往来寒热，休作有时，嘿嘿不欲饮食。(97) 伤寒四五日，身热恶风，颈项强，胁下满，手足温而渴者。(99) 妇人中风，七八日续得寒热，发作有时，经水适断者。(144) 发潮热，大便溏，小便自可，胸胁满不去者。(229) 胁下硬满，不大便而呕，舌上白胎者。（230）胁下硬满，干呕不能食，往来寒热；尚未吐下，脉沉紧者。（266）呕而发热者。（379）诸黄，腹痛而呕者。（十五）产妇郁冒……大便坚，呕不能食（二十一）妇人在草褥，自发露得风，四肢苦烦热，头痛者。（二十一）

【推荐处方】柴胡20～40g，黄芩15g，姜半夏15g，党参15g或人参5g，炙甘草5～15g，生姜15g，红枣20g。以水1100mL，煮取汤液300mL，分2～3次温服。感冒发烧者，柴胡应取大量，并可根据病情日服4次，以得汗为度；恶心呕吐者，服药量不宜过大。

【方证提要】往来寒热，或疾病休作有时，胸胁苦满，心烦喜呕，默默不欲饮食，或发黄，或腹痛，或咳，或心下悸，或渴，或郁冒者。

【适用人群】体型中等或偏瘦，营养状况一般或较差，面色黄或发青，皮肤干，缺乏光泽，有虚弱貌；表情淡漠，沉默寡言，情绪低落，抑郁苦楚貌；患者意欲低下，特别是食欲不振和性欲低下，乏力，怕冷，口苦，咽干，敏感多疑，睡眠障碍；胸胁部症状较多，或胸闷痛，或上腹部或两肋下按之有抵抗感和不适感，或乳房疼痛，或腋下颈部淋巴结肿大，或肩颈部、腹股沟肿块疼痛等；易感冒咳嗽，易皮肤过敏，易肌肉关节疼痛。所患疾病大多病程长，反复发作，缠绵难愈。

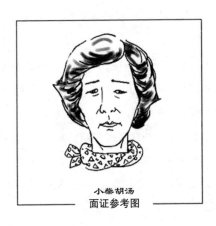

小柴胡汤
面证参考图

【适用病症】首先推荐以下病症符合上述人群特征者使用本方，亦可基于循证医学证据辨病使用本方：

（1）以发热为表现的疾病，如感冒（A）[743]、流行性感冒（A）[744]、轮状病毒肠炎、肺炎、急慢性扁桃体炎、疟疾、伤寒、妇女经期发热以及各种无名发热。

（2）以食欲不振、恶心呕吐为表现的疾病，如病毒性肝炎（A）[745][746][747][748][749]、肝硬化[750][751]、酒精性肝病（B）[752]、药物性肝损伤（A）[753]、术后肝损伤（B）[754]、慢性胆囊炎、慢性胃炎（B）[755][756]、胃溃疡；亦有用于肝癌辅助治疗者[757][758]等。

（3）以咳嗽为表现的疾病，如肺炎、支气管炎、间质性肺炎（Ａ）[759]、胸膜炎、支气管哮喘、咳嗽变异性哮喘、结核病等。

（4）以淋巴结肿大为特征的疾病，如淋巴结肿大、淋巴结炎、淋巴结核、恶性肿瘤的淋巴结转移、慢性淋巴细胞白血病、恶性淋巴瘤、艾滋病等。

（5）反复发作的过敏性疾病，如过敏性鼻炎、花粉症、日光性皮炎、湿疹、异位性皮炎（Ａ）[760]、斑秃等。

（6）反复发作的五官科炎症，如腮腺炎、鼓膜炎、化脓性中耳炎、口腔炎、角膜炎、虹膜炎等。

（7）自身免疫性疾病，如桥本甲状腺炎、风湿性关节炎、强直性脊柱炎、干燥综合征、系统性红斑狼疮[761]、自身免疫性肝病、结节病[762]等；亦有用于人类Ｔ淋巴细胞病毒相关脊髓病[763]、肥厚性硬膜炎[764]。

（8）以抑郁为表现的疾病，如抑郁症、神经性食欲缺乏症、心因性阳痿。

【加减与合方】

（1）咽喉或食道异物感，痰多或多涎者，合半夏厚朴汤。

（2）口干眼干、渴不多饮、小便不利、腹泻者，合五苓散。

（3）面色萎黄、腹痛、月经量少，合当归芍药散。

（4）发烧迁延不愈，自汗者，合桂枝汤。

（5）咳嗽痰黏，伴胸胁苦满及心下压痛者，合小陷胸汤。

（6）烦热而关节疼痛者，合栀子柏皮汤。

（7）淋巴结肿大及淋巴细胞增多者，加连翘 30g。

（8）咳喘病迁延不愈，咯少量白黏痰者，加干姜 10g，五味子 10g。

（9）咽喉疼痛者，加桔梗 10g。

（10）皮肤过敏、身痒、目痒、头痛者，加荆芥 15g，防风 15g。

【注意事项】

（1）日本曾报道小柴胡汤导致肝损害及间质性肺炎的病例[765][766]，肝肾功能不全者慎用。

（2）本方不宜长期大量服用，发热性疾病通常给予 5 天量，慢性病则服用时间适当延长，建议服用 3 个月后检查肝肾功能。

（3）方中黄芩不宜大量，特别是肝病患者。

（4）有研究认为，小柴胡汤与糖皮质激素同时使用会降低糖皮质激素的药物浓度[767]。

072 小建中汤

经典的虚劳方，传统的温中补虚方，具有增体重、止腹痛、治心悸、除烦热等功效。现代研究提示本方加黄芪能抗溃疡、解痉、增加机体免疫、保肝等。适用于以消瘦、慢性腹痛、大便干结为特征的疾病。

【经典配方】桂枝三两（去皮），芍药六两，甘草二两（炙），生姜三两（切），大枣十二枚，胶饴一升。上六味，以水七升，煮取三升，去滓，内饴，再上微火消解。温服一升，日三服。注：《金匮要略》在本方中甘草为三两。（《伤寒论》《金匮要略》）

【经典方证】腹中急痛。（100）心中悸而烦者。（102）虚劳里急，悸，衄，腹中痛，梦失精，四肢酸痛，手足烦热，咽干口燥。（六）男子黄，小便自利。（十五）妇人腹中痛。（二十二）

【推荐处方】桂枝15g，生白芍30g，炙甘草10g，生姜15g，红枣30g，饴糖30g。以水1100mL，煮取汤液300mL，将饴糖溶入药液，分2～3次温服。

【方证提要】消瘦、乏力、腹中痛、心中悸而烦，或衄，或手足烦热，或失精，或咽干口燥者。

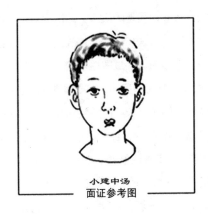

小建中汤
面证参考图

【适用人群】体型消瘦，胸廓扁平，皮肤发黄或白色无光泽，手掌发黄，头发黄细软、稀少，但性格开朗，神情淡定；腹部扁平，腹壁薄而紧张，腹直肌表面浮起，按之无底力，且压痛不明显，但也有表现为没有腹肌紧张而全腹柔软无力者；脐腹部慢性疼痛，多为阵发性，大便干结，甚至如栗状；食量小，进食慢，好甜食，易饥饿，饥饿时易烦躁，易激惹；易疲劳，易肢体酸痛，易心悸，易烘热出汗，或手脚心干热，易口干燥、小便频数等；脉弱，或浮大重按无力；舌质柔嫩，舌苔薄白；体质形成的原因与营养不良、饥饿、疲劳有关，儿童多见。

【适用病症】首先推荐以下病症符合上述人群特征者使用本方，亦可基于循证医学证据辨病使用本方：

（1）以慢性腹痛为表现的疾病，如慢性胃炎（A）[768]、胃及十二指肠溃疡、胃下垂、胃癌、慢性肠炎、肠易激综合征、胃肠神经症、慢性腹膜炎、过敏性紫癜等。

（2）以便秘为表现的疾病，如习惯性便秘、婴幼儿便秘、不完全性肠梗阻、结肠冗长、巨结肠病等。

（3）以消瘦、面色黄、食欲不振为表现的多种慢性疾病：包括消化道疾病，如慢性肝炎、肝硬化、黄疸；非消化道疾病，如低血压、低体重、低血糖、贫血、心律失常（B）[769]、失眠症等。亦有用于耐药菌导致肺炎[770]、顽固性软疣[771]等感染性疾病者。

（4）消瘦女性的乳腺小叶增生疼痛、痛经等。

（5）消瘦、面色苍白小儿的低体重、营养不良、食欲不振、贫血、神经性尿频、头痛、直立调节障碍（B）[772][773]、视力调节障碍[774]等。

【加减与合方】

（1）面色黄，肌肉松弛，浮肿貌，加黄芪15g。

（2）食欲不振，面色憔悴，加人参10g或党参15g。

（3）面色黄，皮肤干燥，或痛经，或产后瘦弱，加当归15g。

（4）腹痛剧烈见有鼓包者，可合大建中汤。

【注意事项】

（1）肥胖者慎用。

（2）高血糖者，可适当减少饴糖用量或不用。

（3）部分患者服用本方可出现肠鸣、腹泻，可减少白芍的用量。

（4）饴糖"补虚乏，止渴，去血"（《名医别录》）。"善缓里急，最止腹痛"（《长沙药解》），是本方的重要药物，不可或缺。

⓪❼❸ 小青龙汤

经典的咳喘病方，传统的散寒化饮方，具有止咳喘、去心下水、治吐涎、发汗等功效。现代研究提示能解热、平喘、抗炎、抗过敏、改善肾上腺皮质功能及肺功能等。适用于以恶寒、口不渴、痰唾涕等分泌物量多清稀为特征的疾病。

【经典配方】麻黄三两（去节），桂枝三两，细辛三两，干姜三两，甘草三两（炙），芍药三两，五味子半升，半夏半升（洗）。上八味，以水一斗，先煮麻黄，减二升，去上沫，内诸药，煮取三升，去滓，温服一升。服后以口中微干为度。(《伤寒论》《金匮要略》)

【经典方证】伤寒表不解，心下有水气，干呕，发热而咳，或渴，或利，或噎，或小便不利，少腹满，或喘者。（40）伤寒，心下有水气，咳而微喘，发热不渴。（41）病溢饮者，当发其汗。（十二）咳逆倚息，不得卧。（十二）妇人吐涎沫。（二十二）

【推荐处方】干姜10g，细辛10g，五味子10g，桂枝10g，炙甘草10g，白芍10g，炙麻黄10g，姜半夏10g。以水1000mL，开盖煮取汤液300mL，分2～3次温服。

【方证提要】咳喘、鼻鸣，痰液、涕多而清稀如水，口不干渴者。

【适用人群】 面色多青灰色，绝少面红光亮者，或面部黧黑，两眼眶发青者，或面部浮肿貌，眼袋大者；咳嗽气喘，鼻涕、痰液水样或透明如鸡蛋清，或是泡沫样痰，量多；舌苔湿润、舌面水滑，口内清涎多，口不渴；疲倦、身体困重，不喜动，动则气促，畏寒怕冷，尤其是背部和胸部的冷感明显。

【适用病症】 首先推荐以下病症符合上述人群特征者使用本方，亦可基于循证医学证据辨病使用本方：

（1）以痰液清稀为特征的咳喘，如急慢性支气管炎（A）[775]、支气管哮喘（A）[776][777]、慢性阻塞性肺气肿等。

（2）以鼻涕、眼泪清稀量多为表现的疾病，如花粉症（A）[778][779]、过敏性鼻炎（A）[780]、病毒性结膜炎、泪囊炎。

（3）以浮肿和局部水肿为表现的疾病，如特发性水肿、声带水肿、渗出性中耳炎（A）[781]、鞘膜积液、急性肺水肿等。

【加减与合方】

（1）烦躁、口干者，加生石膏 15g。

（2）体弱、心悸、喘促者，去麻黄。

（3）支气管哮喘慢性期，见面色黄、肌肉松弛、浮肿者，合玉屏风散。

（4）长期服用激素，面色灰黯者，加制附子 10g。

【注意事项】

（1）本方服用后可能出现口干渴，是正常反应，不可饮用冷水或食用生冷水果。

（2）体质羸瘦者，不可多服本方，症状缓解后可改用桂甘龙牡汤、生脉散等。

（3）本方不宜久服，肾功能不全者慎用或忌用。

074 小陷胸汤

经典的结胸病方，传统的清热化痰方，具有除胸痛、化黏痰、通大便的功效。适用于以胸腹痛、痰黄黏稠、便秘为特征的疾病。

【经典配方】黄连一两，半夏半升（洗），瓜蒌实大者一枚。上三味，以水六升，先煮瓜蒌，取三升，去滓，内诸药，煮取二升，去滓，分温三服。(《伤寒论》)

【经典方证】小结胸病，正在心下，按之则痛，脉浮滑者。（138）

【推荐处方】黄连5g，姜半夏15g，全瓜蒌40g。以水1000mL，煮取汤液300mL，分2~3次温服。

【方证提要】胸闷痛，吐黄痰，便秘，上腹部按之痛，脉浮滑者。

【适用人群】面红有油光，焦虑神情；胸闷、胸痛，咳嗽，气喘，痰黄黏稠量多；舌质红，苔黄腻，脉浮滑，按压剑突下及上腹部有抵抗感或疼痛；或食欲不振，恶心呕吐，或便秘难解，或心烦、头昏、失眠。

【适用病症】首先推荐以下病症符合上述人群特征者使用本方，亦可基于循证医学证据辨病使用本方：

（1）以上腹部疼痛、便秘为表现的疾病，如胆囊炎、胰腺炎、胆汁反流性胃炎、急慢性胃炎、幽门梗阻、急性食道炎、反流性食道炎。

（2）以胸闷、咳嗽、痰黄为表现的疾病，如感冒、胸膜炎、肺炎、支气管炎、哮喘、支气管扩张、自发性气胸、鼻窦炎、乳房病等。

（3）以头昏、头痛为表现的疾病，如高血压、冠心病、糖尿病、眩晕症等。

【加减与合方】

（1）呕恶者，加竹茹 10g，生姜 15g。

（2）痰稠胶固者，加桔梗 15g。

（3）胸痛、胃脘痞痛坚满者，加枳实 10g，枳壳 10g。

（4）冠心病、心绞痛者，加薤白 15g，川芎 15g。

（5）胸胁痛甚者，合四逆散。

（6）口苦、寒热往来者，合小柴胡汤。

（7）咳喘者，合麻杏甘石汤。

【注意事项】

（1）部分患者服药后有腹泻，大便夹带黏液，传统认为是痰液下泄，不必紧张。

（2）便溏、舌淡者慎用。

075 犀角地黄汤

古代的止血方，具有清热解毒、凉血散瘀、养阴止血的功效。现代研究提示能退热、改善血液循环障碍、调节免疫功能等。适用于吐血、衄血、便血、尿血、皮下出血等各种出血性疾病并见身热神昏、舌绛起刺者。

【原书配方】犀角一两，生地黄八两，芍药三两，牡丹皮二两。上四味，㕮咀，以水九升，煮取三升，分三服。喜妄如狂者，加大黄二两，黄芩三两。(《千金要方·卷第十二·吐血第六》)

【原书方证】治伤寒及温病应发汗而不汗之，内有蓄血者，及鼻衄、吐血不尽，内余瘀血，面黄，大便黑。

【推荐处方】水牛角30～100g，生地黄40g，赤芍15g，牡丹皮10g。以水1000～1200mL，先煎水牛角30～60分钟，再入他药，煮取汤液300mL，分3次温服。

【方证提要】吐血、衄血、面黄。

【适用人群】大量出血者，面色蜡黄或苍白，舌淡白，贫血貌明显；无失血者，则面红目赤，肤白唇红，舌深红，或舌起芒刺；出血不止者可见胡言乱语、精神亢奋，或健忘失语、意识障碍；皮肤病者，局部皮损鲜红，皮肤滚烫、或红斑满布，或出血，或干燥脱屑皲裂，或增厚如牛皮；大多大便干结，食欲旺盛，怕热喜凉，有出血倾向等；多见于急性发热性疾病、出血性疾病以及皮肤病等人群。

【适用病症】首先推荐以下病症符合上述人群特征者使用本方，亦可基于循证医学证据辨病使用本方：

（1）以发热、斑疹、出血为表现的急性传染病，如流行性脑膜炎、乙型脑炎、斑疹伤寒、流行性出血热、埃博拉出血热等，多合用白虎汤、黄连解毒汤。

（2）以皮肤红、干燥、脱屑、局部热为表现的炎性、变态反应性皮肤病，如银屑病、红皮病、剥脱性皮炎、特应性皮炎、结节性红斑、药疹、荨麻疹、红斑狼疮皮肤病、糖尿病皮肤瘙痒、痤疮、皮肤血管炎等。

（3）以出血为表现的疾病，如过敏性紫癜、血小板减少性紫癜、血友病、血小板无力症、支气管扩张出血、急性再生障碍性贫血、重症肝炎、弥漫性血管内凝血、急性白血病、败血症、流行性出血热等。

（4）缺血性脑血管意外，表现为发热、神昏谵语者；亦用于脑出血的辅助治疗（A）[782]。

【加减与合方】

（1）皮下瘀斑者，加升麻 15g，黄芩 10g。

（2）烦躁、神昏、舌红苔黄腻者，合黄连解毒汤，再加连翘 20g。

（3）吐血、衄血者，合泻心汤。

（4）口干、舌燥、怕热、多汗者，合白虎汤。

【注意事项】

（1）水牛角为犀角的代用品，但需加大剂量。近代医家裘吉生认为，黑木耳、生石膏、大青叶可代替犀角。

（2）食欲旺盛、大便干结者，生地可以加大用量。

（3）服药期间忌辛辣食品。

076 *泻心汤*

经典的止血方，传统的清热泻火方，具有止血、通便、除痞、定悸、除烦的功效。现代研究提示能降压、降脂、改善胰岛素抵抗、通便、胃黏膜保护、抗溃疡、止血、抗菌、抗炎、抗内毒素等作用。适用于以出血、心烦悸、心下痞为特征的疾病。

【经典配方】大黄二两，黄连一两，黄芩一两。上三味，以水三升，煮取一升，顿服之。(《金匮要略》) 注：现代改用水煎煮，日分三次服。

【经典方证】心气不足，吐血，衄血。（十六）妇人吐涎沫，医反下之，心下即痞……治痞，泻心汤主之。（二十二）

【推荐处方】生大黄10g，黄连5g，黄芩10g。以水600mL，煮取汤液200mL，分1～2次温服。也可用沸水300mL泡服，15分钟后分数次口服。

【方证提要】吐血衄血、烦躁不安，心动过速、心悸亢进，心下痞者。

【适用人群】体型壮实，营养状况良好，面色潮红有油光，头发粗黑油亮，唇红厚实，舌质黯红坚老，舌苔厚或黄腻；怕热多汗，口气喷人，大便干结或黏臭；易上腹部不适，易头痛头昏，易烦躁不安，易失眠，易头面感染，易鼻衄、齿衄、吐血、皮下出血；腹部充实有力，或腹主动脉搏动感明显，脉滑数有力。

【适用病症】首先推荐以下病症符合上述人群特征者使用本方，亦可基于循证医学证据辨病使用本方：

（1）各种出血，如咯血、吐血、鼻衄、齿衄、颅内出血、眼底出血、子宫出血、痔疮出血、肠出血、血尿、皮下出血等。

（2）传染性发热性疾病见烦躁、出血、便秘者。

（3）头面部的炎症，如疖肿、眼眶蜂窝织炎、毛囊炎、痤疮、结膜炎、霰粒肿、上呼吸道感染、扁桃腺脓肿、牙周炎、牙周脓肿、扁平苔藓、复发性口腔溃疡等。

（4）以头痛、烦躁为表现的疾病，如偏头痛、高血压、高脂血症、动脉硬化、脑卒中、脑梗死、精神分裂症（B）[783]、失眠等。

【加减与合方】

（1）高血压、胃炎、胆囊炎胆石症、胰腺炎、心律不齐等见上腹部胀痛不适者，合大柴胡汤。

（2）痤疮、毛囊炎、高血压、糖尿病、脑梗死、高黏血症等见面油黯红、便秘者，合桂枝茯苓丸。

（3）高血压、糖尿病、腹泻、面油多汗、疲劳困倦者，合葛根芩连汤，再加肉桂。

（4）上有火，下有寒的胃病、PCOS、痤疮等，合四逆汤。

（5）口腔糜烂、便秘烦躁者，合黄连解毒汤，再加大剂量甘草。

【注意事项】

（1）体质虚弱、精神萎靡、消瘦、贫血、脉弱者慎用。

（2）妊娠慎用，哺乳期妇女使用此方时，须停止哺乳。

（3）本方的不良反应有恶心、腹痛、腹泻、便秘、食欲不振、结膜充血、头晕等。

（4）长期服用有导致大肠黑变病的可能。

077 *续命汤*

古代风痱病方，传统的祛风散寒方，具有振痿、转舌、松肌肉、治麻木、止咳喘、活血通脑的功效。现代研究提示能保护缺血性神经元损伤等。适用于以四肢瘫痪、麻木以及失语为临床特征的突发性疾病。

【经典配方】麻黄、桂枝、当归、人参、石膏、干姜、甘草各三两，芎䓖一两，杏仁四十枚。上九味，以水一斗，煮取四升，温服一升，当小汗，薄覆脊，凭几坐，汗出则愈，不汗更服，无所禁，勿当风。(《金匮要略》附方:《古今录验方》续命汤）

【经典方证】治中风痱，身体不能自收持，口不能言，冒昧不知痛处，或拘急不得转侧。并治但伏不得卧，咳逆上气，面目浮肿。（五）

【推荐处方】麻黄15g，桂枝15g，当归15g，人参15g，生石膏15g，干姜15g，炙甘草15g，川芎5g，杏仁15g。以水1000mL，煮取300mL，日分2～3次温服。

【方证提要】突发身体不能自收持、口不能言、冒昧不知痛处、拘急不得转侧者。

【适用人群】敦厚壮实，脸色黄黯，皮肤粗糙干燥，浮肿貌；出汗少，或头痛、项背酸痛，或身体拘急、关节疼痛，或咳喘痰鸣；反应迟钝，或失语，或语言謇涩，或步履维艰，或吞咽困难，口水多；舌苔白腻或水滑。有受凉暴感风寒的诱因。

【适用病症】首先推荐以下病症符合上述人群特征者使用本方，亦可基于循证医学证据辨病使用本方：

（1）急性弛缓性麻痹或瘫痪，多见于格林巴利综合征、急性脊髓炎、脑干脑炎、低钾综合征、神经根炎、面神经麻痹等。

（2）以突发语言及吞咽功能障碍为表现的疾病，如脑卒中（A）[784]、脑肿瘤等。

（3）以知觉障碍、麻木不仁为表现的疾病，如神经根炎、格林巴利综合征、多发性硬化、慢性脑缺血、烟雾病[785]等。

（4）以肌张力增高及伴发神经性疼痛为表现的疾病，如帕金森综合征、中风后遗症、风湿性关节炎、痛风等。

（5）咳喘、面目浮肿的疾病，如支气管炎、哮喘、肺炎等。

【加减与合方】

（1）去人参，加黄芩，名西州续命汤。治风湿腰脚挛急疼痛。

（2）去当归，加制附子、防风、白芍、防己、黄芩，名千金小续命汤。治卒中风欲死，身体缓急，口目不正，舌强不能语，奄奄忽忽，神情闷乱者（B）[786]。

（3）徐灵胎经验，小续命汤去附、桂，加大黄，治痰火中风。

【注意事项】出血性中风、血压过高者、脉大而硬者，慎用。

078 下瘀血汤

经典的下死胎方，传统的活血化瘀方，具有逐瘀破结的功效。适用于以小腹疼痛明显、结块拒按、大便秘结、舌质黯紫、脉涩有力为特征的疾病。

【经典配方】大黄二两，桃仁二十枚，䗪虫二十枚（熬，去足）。上三味，末之，炼蜜和为丸，以酒一升，煎一丸，取八合，顿服之，新血下如豚肝。(《金匮要略》)

【经典方证】病人如热状，烦满，口干燥而渴，其脉反无热，此为阴伏，是瘀血也，当下之。（十六）产后腹痛，法当以枳实芍药散，假令不愈者，此为腹中有干血著脐下，宜下瘀血汤主之。亦主经水不利。（二十一）

【推荐处方】制大黄10g，桃仁15g，地鳖虫15g。以水700mL，黄酒200mL，煮取汤液300mL，分2次温服。或三药共研细末，加白蜜一汤匙，黄酒250mL，煎后连滓服之。

【方证提要】产后烦满、少腹痛、口干燥而渴者，或经水不利者。

【适用人群】两目黯黑，皮肤干燥。小腹部充实，或有疼痛，大便秘结；舌质青紫或有瘀斑、瘀点，脉弦或涩、脉来有力。

【**适用病症**】首先推荐以下病症符合上述人群特征者使用本方，亦可基于循证医学证据辨病使用本方：

（1）以漏下、闭经、腹痛为特征的妇产科疾病，如产后恶露不净、产后腹痛、胎盘残留、不全流产、宫外孕、子宫内膜异位症、子宫内膜增殖症、子宫功能性出血、痛经、盆腔炎、输卵管炎、子宫肌瘤、卵巢囊肿、乳腺增生症等。

（2）以腹痛、便秘为表现的泌尿科、普外科疾病，如泌尿系结石、前列腺炎或前列腺肥大导致的癃闭、肠粘连、阑尾脓肿等。

（3）以烦躁不安为表现的脑科疾病，如中风后遗症、脑震荡后遗症、躁狂症、产后感染性精神病（蓄血发狂）、精神失常、狂犬病等。

（4）顽固难愈的其他疾病，如顽固性呃逆、肝炎肝硬化、腰椎间盘突出症、下肢深静脉血栓形成后综合征等。

【**加减与合方**】

（1）漏下不止者，合桂枝茯苓丸。

（2）月经不畅或闭经、肌肤甲错者，加水蛭10g。

【**注意事项**】服药后可能出现或便血、或尿血，或阴道内血块或膜样组织流出。

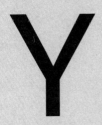

HUANGHUANG JINGFANG
SHIYONG SHOUCE

⑲ 茵陈蒿汤

经典的退黄方，传统的清热利湿方，具有退黄疸、通大便、止肤痒等功效。现代研究提示能保肝、利胆、降血脂等。适用于以身黄鲜明如橘子色、寒热不食、小便色黄短少、腹满、舌红苔黄腻为特征的疾病。

【经典配方】 茵陈蒿六两，栀子十四枚（擘），大黄二两（去皮）。上三味，以水一斗，先煮茵陈蒿，减六升，内二味，煮取三升，去滓，分温三服。（《伤寒论》《金匮要略》）

【经典方证】 但头汗出，身无汗，剂颈而还，小便不利，渴引水浆者，此为瘀热在里，身必发黄。（236）伤寒七八日，身黄如橘子色，小便不利，腹微满者。（260）谷疸之为病，寒热不食，食即头眩，心胸不安，久久发黄。（十五）

【推荐处方】 茵陈蒿30g，栀子15g，制大黄10g。以水1000mL，煮取汤液300mL，分2~3次温服。[787]

【适用人群】 身目黄染色鲜明，黄红隐隐，色如橘皮；发热或身热烦躁，皮肤瘙痒，口干，头汗多，汗黏臭，小便黄赤；腹胀满，不欲食，厌食油腻，大便秘结；舌红苔厚，脉滑数。

【适用病症】 首先推荐以下病症符合上述人群特征者使用

本方，亦可基于循证医学证据辨病使用本方：

（1）以黄疸为主要表现的疾病，如急性病毒性肝炎、黄疸型肝炎、重症肝炎、新生儿溶血、新生儿高胆红素血症（B）[788]、钩端螺旋体病、肝损伤性黄疸、蚕豆黄、妊娠期肝内胆汁淤积症、阻塞性黄疸（A）[789][790][791]、胆道闭锁术后（B）[792]、肝脏手术围手术期处置（B）[793]。

（2）以右胁肋疼痛不适为主要表现的肝胆疾病，如脂肪肝、急性化脓性胆囊炎、小儿胆汁黏稠症、胆石症、胆管炎。

（3）以皮肤瘙痒为主要表现的皮肤病，如过敏性皮炎、牛皮癣、荨麻疹、血液透析伴皮肤瘙痒症（B）[794]等。

【加减与合方】

（1）黄疸、身热、皮肤痒者，合栀子柏皮汤。

（2）胆道感染、腹痛腹胀者，合大柴胡汤。

（3）皮肤瘙痒剧烈、小便黄赤者，合用麻黄连翘赤小豆汤。

（4）黄疸用本方泻下后，可选用五苓散加茵陈蒿。

【注意事项】

（1）茵陈所用古今有别。张仲景所用的是老茎叶，故先煎。日本如今仍然使用结了花实的茵陈老蒿。后世用三月采的绵茵陈，煎煮时应该后下。

（2）面色萎黄、神疲乏力、贫血、食欲不振、容易腹泻、脉缓、心肾功能不全者，慎用。黄疸色如烟熏者，慎用。

⓿⓼⓿ 玉屏风散

古代的止汗方，传统的补气固表方，具有止汗、止喷嚏、治风病等功效。现代研究提示能调节免疫功能、抗疲劳、抗过敏等。适用于以疲劳、自汗、恶风为特征的疾病和表虚体质的调理。

【原书配方】防风、黄芪各一两，白术二两。上每服三钱，水一钟半，姜三片，煎服。(《丹溪心法》)

【原书方证】自汗。(《丹溪心法》)治自汗、盗汗俱效。(《古今医统大全》)治男子妇人，腠理不密，易感风邪，令人头目昏眩，甚则头痛项强，肩背拘倦，喷嚏不已，鼻流清涕，续续不止，经久不愈，宜服此方。(《管见大全良方》)治表虚自汗。(《景岳全书》)治卫虚自汗，易感风邪。(《张氏医通》)

【推荐处方】黄芪30g，白术30g，防风15g。以水1000mL，煮取汤液300mL，分2~3次温服。也可制成袋泡剂，每包20g，每日2包，沸水泡服。[795]

【适用人群】面色黄黯或黄白，缺失光泽，也有见黯红者。易于出汗，皮肤比较湿润。易于过敏，或喷嚏，或咳喘，或目痒。或皮肤瘙痒。或头昏目眩、身体疼痛。免疫性疾病、过敏性疾病人群多见。

【**适用病症**】首先推荐以下病症符合上述人群特征者使用本方，亦可基于循证医学证据辨病使用本方：

（1）以自汗乏力为表现的疾病（B），如血液病、肿瘤放化疗后、手术后的汗出异常。

（2）受风容易感冒的疾病，如慢性支气管炎、慢性阻塞性肺病（A）[796]、肺纤维化、儿童或老年人反复呼吸道感染（A）[797][798][799]、儿童继发性免疫功能低下等。

（3）呼吸道过敏性和自身免疫性疾病，如支气管哮喘（A）[800]、咳嗽变异性哮喘、过敏性鼻炎（A）[801]、慢性副鼻窦炎、过敏性咳嗽、过敏性结膜炎（A）[802]。

（4）自身免疫相关的肾病，如肾病综合征（A）[803]、非激素敏感型肾病综合征、糖尿病肾病。

（5）糖尿病，如儿童糖尿病、糖尿病多汗症。

（6）皮肤瘙痒、疼痛的疾病，如老年带状疱疹、手脚掌皮肤皲裂等。

（7）减轻鼻咽癌放化疗不良反应（A）[804]。

【**加减与合方**】

（1）体质虚弱，易自汗恶风，稍感风寒便鼻塞流涕者，合桂枝汤。

（2）糖尿病、心脑血管疾病等见疲劳多汗、面红舌黯、肢体麻木疼痛、下肢浮肿者，合黄芪桂枝五物汤。

（3）身重体胖、易汗出、下肢浮肿者，合防己黄芪汤。

（4）肝肾功能不全、精神萎靡、腹胀、腹水者，合真武汤。

（5）慢性支气管炎、支气管哮喘见咳声重浊、面黄而浮肿者，加麻黄 10g。

【注意事项】

（1）本方用量过大时，会导致胸闷、腹胀、食欲减退，并可出现头昏、潮热等。

（2）肌肉坚紧、大便秘结者，少用或慎用。

081 越婢加术汤

经典的水气病方，传统的清热利水方，具有治脚弱、退水肿、止自汗、止肤痒等功效。现代研究提示能抗过敏、利尿、减肥等。适用于伴有浮肿、多汗的关节痛及皮肤病。

【经典配方】麻黄六两，石膏半斤，生姜三两，甘草二两，白术四两，大枣十五枚。上六味，以水六升，先煮麻黄，去上沫，内诸药，煮取三升，分温三服。恶风加制附子一枚，炮。（《金匮要略》）

【经典方证】治肉极热，则身体津脱，腠理开，汗大泄，历节风，下焦脚弱。（五）里水者，一身面目黄肿，其脉沉，小便不利，故令病水。假如小便自利，此亡津液，故令渴也。（十四）

【推荐处方】麻黄 10～30g，生石膏 15～40g，生姜15g，炙甘草10g，白术或苍术20g，红枣30g。以水1100mL，煮取汤液300mL，分2～3次温服。

【方证提要】一身面目黄肿，小便不利，汗出，口渴，关节肿痛者。

【适用人群】体型中等或肥胖，浮肿貌，肤色黄白或红白、唇红咽红；多汗，怕热，闷热潮湿季节易于发病；下肢关节肿痛多发，或尿酸高，痛风，或膝踝关节肿大积液等；容易咽喉疼痛，眼睛充血，或生翼状胬肉，遇热皮肤发红、瘙痒，或湿疹糜烂、渗出，多有足癣、皮炎、荨麻疹等。

【**适用病症**】首先推荐以下病症符合上述人群特征者使用本方，亦可基于循证医学证据辨病使用本方：

（1）以浮肿、多汗、关节痛为表现的疾病，如变形性膝关节炎、风湿性关节炎、类风湿关节炎、痛风等。

（2）以多汗为表现的疾病，如糖尿病、高脂血症、单纯性肥胖症、脑血管疾病、狐臭、汗臭、黄汗等。

（3）以浮肿为表现的疾病，如肾炎、特发性水肿等。

（4）以皮肤糜烂、溃疡、赘肉、瘢痕疙瘩、息肉[805]、水疱为特征的皮肤病。

（5）以过敏和炎性渗出为主的疾病，如花粉症（A）、急性渗出性中耳炎、哮喘（B）[806]。

【**加减与合方**】

（1）关节痛剧者，加制附子15g。

（2）咳喘上气，目如脱状，脉浮大者，加姜半夏15g。

（3）面黄白，浮肿者，合防己黄芪汤。

【注意事项】

（1）本方服用后，可能出现发汗或小便增多。

（2）高龄老人、体弱多病者，或营养不良者，慎用或忌用。

（3）据传统用药习惯，浮肿者用白术，腹胀、苔厚腻者用苍术。

⓿⓿ 薏苡附子败酱散

经典的肠痈方，具有消肿散结透脓的功效。适用于胸腹腔的慢性化脓性感染性疾病，以及"肌肤甲错"为特征的皮肤病。

【经典配方】薏苡仁十分，附子二分，败酱五分。上三味，杵为末，取方寸匕，以水二升，煎减半，顿服。(《金匮要略》)

【经典方证】肠痈之为病，其身甲错，腹皮急，按之濡，如肿状，腹无积聚，身无热，脉数，此为腹内有痈脓。（十八）肠痈者，少腹肿痞，按之即痛，如淋，小便自调，时时发热，自汗出，复恶寒。（十八）

【推荐处方】薏苡仁50g，制附片10g，败酱草20～40g。以水1000mL，煮取300mL，分2～3次温服。

【方证提要】腹痛，脓肿，自汗恶寒，肌肤甲错者。

【适用人群】体力低下、疲惫，面色无光泽；腹部之皮肤呈现鱼鳞状，腹肌挛急，腹壁软而无力，病变部位可有压痛；皮肤营养不良而干燥，皮损结痂、苔藓化或兼有基底水疱。化脓性疾病，病情呈慢性迁延化、热性症状不明显。

【适用病症】首先推荐以下病症符合上述人群特征者使用本方，亦可基于循证医学证据辨病使用本方：

（1）各种脓肿，如慢性阑尾脓肿、多发性胸腹腔脓肿、肝脓肿、肺脓肿、盆腔脓肿、肛周脓肿、牙周脓肿等。

（2）以肌肤甲错和溃疡为表现的皮肤病，如手癣（鹅掌风）、神经性皮炎、结节性痒疹、慢性湿疹、掌跖脓疱症、掌跖角化症等。

【加减与合方】

（1）月经量少者，合当归芍药散。

（2）腹痛拒按，合大黄牡丹皮汤。

（3）脓液清稀者，重用附子；脓液稠黏者，重用败酱草。

Z

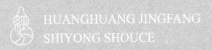

ⓧⓧⓧ 真武汤

经典的水气病方，传统的温阳利水方，具有退水肿、定眩悸、止震颤、止痛、轻身等功效。现代研究提示能强心、兴奋下丘脑－垂体－肾上腺轴，改善肾功能、保护神经元等。适用于以精神萎靡、畏寒肢冷、脉沉细无力、浮肿或震颤为特征的疾病。

【经典配方】茯苓三两，芍药三两，生姜三两（切），白术二两，附子一枚（炮，去皮，破八片）。上五味，以水八升，煮取三升，去滓。温服七合，日三服。（《伤寒论》）

【经典方证】发汗，汗出不解，其人仍发热，心下悸，头眩，身瞤动，振振欲僻地者。（82）腹痛，小便不利，四肢沉重疼痛，自下利者，此为有水气，其人或咳，或小便不利，或下利，或呕者。（316）

【推荐处方】制附子15~30g，白术10g，白芍或赤芍15g，茯苓15g，生姜15g或干姜5g。以水1000mL，先煎附子30~60分钟，再入他药，煮取汤药300mL，分2~3次温服。汤液淡褐色，味酸微涩微辛。

【方证提要】心下悸，头眩，身瞤动，振振欲僻地者；腹痛，小便不利，四肢沉重疼痛，自下利者。

【适用人群】面色黄或黄黑，无光泽，面部颈部肌肉下垂，浮肿貌，全身皮肤干燥粗糙，毛发脱落；或肢体震颤、步态不稳，甚至无法站立，或头晕、心悸、多汗；或体重不断增加，而体力日渐低下，极度疲劳，嗜睡，记忆力减退、反应迟钝，或腰腿无力沉重疼痛；或腹大如鼓，或下肢按之如泥，或腹痛腹泻，水样便；男性或性欲减退，女性或月经不调；脉沉细，无力，迟缓；舌胖大、边有齿痕，舌苔白滑；腹壁柔软，皮温低，以脐周及小腹显著；中老年人多见。

【适用病症】首先推荐以下病症符合上述人群特征者使用本方，亦可基于循证医学证据辨病使用本方：

（1）以虚脱为表现的疾病，如休克、心衰（B）[807]、低血压、发汗过多等。

（2）以眩晕、震颤为表现的疾病，如高血压、脑动脉硬化、共济失调、帕金森病等。

（3）以浮肿、体腔积液为表现的疾病，如慢性肾病（B）[808]、肝硬化腹水、充血性心力衰竭等；亦有用于急性过敏性鼻炎者（B）[809]。

（4）以功能低下为特征的疾病，如甲状腺功能低下、更年期腹泻、更年期疲劳、更年期失眠等。

（5）以腹泻为表现的疾病，如更年期腹泻、溃疡性结肠炎、慢性肠炎、结核性腹膜炎、慢性阑尾炎、慢性盆腔炎等；亦有用于 Milroy 病腹泻者[810]。

（6）感染性疾病，但见发热而自觉症状少，面色苍白者，如阑尾炎、膈下脓肿[811]等。

（7）精神、神经症状，如头痛[812]、胸闷[813]。

【加减与合方】

（1）血压不稳、心功能不全者，加红参10g，肉桂10g。

（2）更年期综合征等见汗出、失眠多梦、惊恐不安者，合桂枝加龙骨牡蛎汤。

（3）肾功能不全、浮肿、面黄者，合黄芪桂枝五物汤。

⓿⓿⓿ 炙甘草汤

经典的虚劳肺痿病方，传统的滋阴方，具有理虚、复脉、止血的功效。现代研究提示能止血、升血压、抗心律失常、抗心肌损伤、耐缺氧、改善贫血、增加营养、润肠通便等。适用于以羸瘦肤枯、贫血、脉结代、心动悸为特征的疾病和虚弱体质的调理。

【经典配方】甘草四两（炙），生姜三两（切），人参二两，生地黄一斤，桂枝三两（去皮），阿胶二两，麦门冬半升（去心），麻仁半升，大枣三十枚（擘）。上九味，以清酒七升，水八升，先煮八味，取三升。去滓，内胶烊消尽，温服一升，日三服。(《伤寒论》《金匮要略》)

【经典方证】伤寒，脉结代，心动悸，炙甘草汤主之。(177) 虚劳不足，汗出而闷，脉结悸，行动如常，不出百日，危急者十一日死。(六) 治肺痿涎唾多，心中温温液液者。(七)

【推荐处方】炙甘草20g，人参10g或党参15g，麦门冬15g，生地黄15～30g，阿胶10g，肉桂15g，生姜15g，火麻仁15g，红枣60g。以水1200mL，加入黄酒或米酒50mL，煮取汤液300mL，化入阿胶，分2～3次温服。汤液深褐色，味甜稍辛。[814]

【方证提要】消瘦肤枯，贫血貌，短气，胸闷，咳嗽声嘶，心动悸，脉结代者。

【适用人群】消瘦，肌肉萎缩，皮肤干枯，表情淡漠，面色憔悴，或萎黄，或苍白，口唇淡白，舌淡苔少；脉细弱，时有歇止，或数或缓，血压低；或心悸气促，或汗出胸闷，或呼吸浅表，咳痰白沫；大便干结难解，每次排便气短心慌，虚汗淋漓；多见于大病以后，或大出血以后，或高龄，或营养不良者，或极度疲劳者，或晚期肿瘤患者。消瘦的老年人比较多见。

【适用病症】首先推荐以下病症符合上述人群特征者使用本方，亦可基于循证医学证据辨病使用本方：

（1）出血性疾病，特别是咯血[815]、创伤性大出血、子宫出血、便血、尿血导致贫血者。

（2）以消瘦、贫血为表现的疾病，如食道癌、胃癌、肾癌、口腔癌等癌症晚期恶液质者，或肿瘤放化疗后体质极度虚弱者。

（3）以心律失常为表现的疾病（A）[816][817]，如病毒性心肌炎、心脏瓣膜病、病态窦房结综合征、甲状腺功能亢进（A）[818][819]等。

（4）以咳嗽、气短为表现的疾病，如肺癌、喉癌、肺结核、肺气肿、肺心病等。

（5）以营养不良为特征的复发性口腔溃疡、口腔黏膜糜烂、口腔癌等。

【加减与合方】

（1）舌红瘦、出血者，可以去姜桂。

（2）尿血，合猪苓汤。

【注意事项】

（1）本方可能出现腹胀、食欲不振等不适感，可减少服药量，如一剂药服用2~3天，或用开水将汤液稀释服用。

（2）服用本方同时，应加强饮食营养，多吃含有胶质的动物食品，如猪蹄、牛筋、鱼鳔等。

（3）肥胖水肿者、高血压患者、有血栓或高黏血症者慎用。

085 枳实芍药散

经典的止痛方，传统的破气散结方。适用于以腹痛腹胀为特征的疾病。

【经典配方】枳实（烧令黑，勿太过）、芍药等分。上二味，杵为散，服方寸匕，日三服，以麦粥下之。(《金匮要略》)

【经典方证】产后腹痛，烦满不得卧。(二十一)

【推荐处方】枳壳30g，白芍30g。以水1000mL，煮取汤液300mL，分2~3次温服。也可以研成细末，用米粥或蜂蜜调服，每次5g，每日2~3次。

【方证提要】腹痛、腹胀者。

【适用人群】腹胀严重，无法平卧，伴有绞痛、便秘、呕吐、不能进食等；腹部肌肉紧张，按压疼痛；或胸痛，或剑突下疼痛，或腹腔盆腔有脓肿；舌苔厚。

【适用病症】首先推荐以下病症符合上述人群特征者使用本方，亦可基于循证医学证据辨病使用本方：

（1）胃肠道痉挛，胆绞痛。

（2）支气管痉挛，痛经等。

（3）中风偏瘫痉挛状态（A）[820]。

【注意事项】

（1）精神萎靡、贫血者慎用。

（2）疼痛剧烈，本方用量可加倍使用。

086 枳术汤

经典的破气方，传统的破气利水方，具有破痞坚、去心下水的功效。现代研究提示能强心、利尿、促进胃动力、保护胃黏膜、促进子宫收缩等。适用于以心下肿大痞坚、小便不利、食欲不振为特征的疾病。

【经典配方】 枳实七枚，白术二两。上二味，以水五升，煮取三升，分温三服。腹中软，即当散也。(《金匮要略》)

【经典方证】 心下坚大如盘，边如旋盘，水饮所作。(十四)

【推荐处方】 枳壳30~50g，枳实30~50g，白术10~30g。以水1000~1100mL，煮取300mL，分2~3次服用。

【方证提要】 心下肿大痞坚、小便不利、食欲不振。

【适用人群】 形体有壮实者，也有消瘦者，但腹诊必定有心下压痛或有抵触，有明显的腹肌紧张，并可触及肿大的肝脾；或胸闷气短，或食欲不振，或腹痛腹胀，进食后明显；小便量少或色黄赤，全身或下肢浮肿。舌苔多厚，脉滑实有力。

【适用病症】 首先推荐以下病症符合上述人群特征者使用本方，亦可基于循证医学证据辨病使用本方：

（1）慢性心衰、充血性肝脾肿大。

（2）胃下垂、胃扩张、慢性胃炎，胃十二指肠溃疡、胃肠功能紊乱、消化不良（B）[821]、慢性胃窦炎，促进术后胃肠功能恢复（A）[822]。

（3）子宫脱垂、脱肛、习惯性便秘、单纯性肥胖等。

【加减与合方】

（1）病程长，体瘦弱者，白术量倍于枳壳。

（2）心下痞硬并有吐水、食欲不振者，加茯苓、人参、生姜、橘皮，方如《外台》茯苓饮。

（3）咽喉有异物感、腹胀、咳嗽多痰，合半夏厚朴汤。

（4）胸胁痛、四肢冷、腹肌紧张者，合四逆散。

（5）消瘦、眩晕、心悸者，合苓桂术甘汤。

（6）面色黯红，下肢浮肿，唇舌紫黯者，合桂枝茯苓丸。

【注意事项】 服后有腹泻可能。

⓿⓼⓻ 枳实薤白桂枝汤

经典的胸痹病方，传统的通阳宣痹、理气化痰方，具有宽胸膈、平喘咳、除腹胀、通大便等功效。现代研究提示能改善血液凝聚状态、降低血脂、减轻心肌缺血再灌注损伤等。适用于以胸闷痛、便秘、舌黯紫为特征的心血管疾病、呼吸系统疾病以及消化道疾病。

【经典配方】枳实四枚，厚朴四两，薤白半斤，桂枝一两，栝蒌一枚（捣）。上五味，以水五升，先煮枳实、厚朴，取二升，去滓，内诸药，煮数沸，分温三服。(《金匮要略》)

【经典方证】胸痹，心中痞，留气结在胸，胸满，胁下逆抢心。(九)

【推荐处方】枳壳40g，厚朴20g，薤白40g，桂枝20克或肉桂10g，全瓜蒌30g（捣）。以水1100mL，煮取300mL，分2~3次服用。

【方证提要】胸痹，胸闷、腹胀者。

【适用人群】面色青紫或青黄，口唇及指端发青，舌胖大质黯淡，舌底静脉瘀紫；胸闷胸痛，气短喘息，咳嗽咯痰；腹胀，嗳气，易反流大量黏痰，大便秘结难解；病情常因情绪波动而诱发或加重；腹诊多见心下痞硬，肋弓下有抵抗感；脉沉迟弱。

【适用病症】首先推荐以下病症符合上述人群特征者使用本方，亦可基于循证医学证据辨病使用本方：

（1）以胸闷、胸痛为主要表现的心肺疾患，如冠心病心绞痛（B）[823]、心肌梗死、心力衰竭、慢性支气管炎、慢阻肺、肺动脉高压、支气管哮喘等。

（2）以腹胀、胸闷为主要表现的上消化道疾病，如食道炎、食道癌、贲门失弛缓症、功能性消化不良等。

（3）其他原因所致的胸背疼痛[824]，如肋间神经痛。

【加减与合方】

（1）脸黯红、舌紫黯者，合桂枝茯苓丸，或再加当归15g，川芎15g。

（2）食欲不振、腹泻者，合理中汤，或再加制附子10～20g。

（3）胸闷痛、多痰者，合橘枳姜汤（橘皮30～60g，枳实15g，生姜40g），再加姜半夏15g。

（4）咳喘、吐黄黏痰者，合小陷胸汤。

（5）腹胀明显，上腹部按压满痛，舌红苔厚，合大柴胡汤。

【注意事项】本方有泻下作用，大便不成形或体质虚弱者慎用。

088 猪苓汤

经典的淋病方，传统的清热利水方，具有利小便、止血、除烦助眠的功效。现代研究提示能利尿、调节水电解质平衡、抑制肾结石形成、抗促癌等。适用于以尿频、尿急、尿痛、排尿窘迫、尿失禁等一系列尿路刺激症状为特征的疾病。

【经典配方】 猪苓（去皮）、茯苓、泽泻、阿胶、滑石各一两。上五味，以水四升，先煮四味，取二升，去滓，内胶烊消。温服七合，日三服。（《伤寒论》《金匮要略》）

【经典方证】 脉浮发热，渴欲饮水，小便不利者。（223）（十三）阳明病，汗出多而渴者，不可与猪苓汤。（224）少阴病，下利六七日，咳而呕渴，心烦不得眠者。（319）

【推荐处方】 猪苓15g，茯苓15g，泽泻15g，阿胶15g，滑石15g。以水1000mL，煮取汤液300mL，化入阿胶，分2～3次温服。

【方证提要】 小便不利，尿色黄赤，淋漓涩痛者；或发热，渴欲饮水；或心烦不得眠。

【适用人群】 面色黄白，浮肿貌；口渴喜饮水，怕热多汗；易有尿频、尿急、尿痛等尿路刺激症状；容易子宫出血、便血、尿血，或皮下出血，有贫血倾向；睡眠障碍，或多梦易醒，或烦躁难眠。

【适用病症】 首先推荐以下病症符合上述人群特征者使用本方，亦可基于循证医学证据辨病使用本方：

（1）以尿频、尿急、尿痛为表现的疾病，如膀胱炎、尿道炎、急慢性肾盂肾炎、肾积水、肾结石（A）[825][826][827]、膀胱结石、乳糜尿、前列腺炎、放射性膀胱炎、下尿路不定愁诉（A）[828]、肾炎综合征、肾病综合征、肾移植后高度水肿、妊娠浮肿、产后癃闭等。

（2）以腹泻为表现的疾病，如急性肠炎、放射性肠炎、直肠溃疡、溃疡性结肠炎等。

（3）以出血为表现的疾病，如子宫出血、肠出血、尿血（A）[829]、肾结核血尿、血小板减少性紫癜、再生障碍性贫血等。

（4）以烦躁失眠及尿路刺激症状为表现的疾病，如焦虑症、抑郁症、更年期综合征等。

【加减与合方】

（1）发热或反复感冒者，合小柴胡汤。

（2）尿路结石、腹痛腰痛者，合四逆散。

（3）小便黄、脚癣、湿疹、黄带等，加连翘30g，栀子15g，黄柏10g。

（4）舌红、脉数、烦躁者，合黄连阿胶汤。

（5）下利、便脓血，合白头翁汤。

（6）腹痛、下利，合黄芩汤。

（7）出血或白细胞、血小板、血红蛋白低，加墨旱莲20g，女贞子20g。

【注意事项】

（1）腹胀、食欲不振者慎用。

（2）日本有本方使用不当造成铅中毒的报道，提示本方制备按《伤寒论》所述，不可诸药同煎[830]。

⑱⑨ 栀子柏皮汤

经典的退黄方，传统的清热利湿方，具有退黄疸、除身热的功效。适用于身热烦躁、目赤红肿、或分泌物多而发黄为特征的疾病。

【**经典配方**】肥栀子十五个（擘），甘草一两（炙），黄柏二两。上三味，以水四升，煮取一升半，去滓，分温再服。（《伤寒论》）

【**经典方证**】伤寒，身黄，发热者。（261）

【**推荐处方**】栀子15g，黄柏10g，炙甘草5g。以水900mL，煮取汤液300mL，分2次温服。

【**适用人群**】体格壮实，面有油光，身热，多汗，烦躁；或黄疸，或黄汗，或尿黄，或分泌物发黄，女性多有黄带淋漓，男性脚气多汗；或皮肤瘙痒、发红、流黄水；或身体发热，或关节红肿热痛者；舌苔黄腻。

【**适用病症**】首先推荐以下病症符合上述人群特征者使用本方，亦可基于循证医学证据辨病使用本方：

（1）以皮肤渗液为表现的皮肤病，如湿疹、皮炎、脓疱疮、毛囊炎、各种真菌感染、性病、疖、丹毒等。

（2）以黄疸为表现的肝胆疾病，如急性肝炎、胆道感染等。

（3）以局部充血、分泌物黄黏为表现的五官科疾病，如结膜炎、角膜炎、麦粒肿、睑缘炎、虹膜炎、鼻窦炎、慢性鼻炎、中耳炎等。

（4）以身体下部感染为表现的疾病，如宫颈糜烂、盆腔炎、阴道炎、膀胱炎、尿路感染等。

（5）以关节肿痛为表现的疾病，如类风湿关节炎、痛风性关节炎等。

（6）以心中懊恼为表现的精神疾病，如惊恐障碍（B）[831]。

【加减与合方】

（1）皮肤瘙痒流水，加麻黄10g，杏仁15g，薏苡仁30g，生石膏30g，连翘30g。

（2）肝病发黄或胆道感染发黄，合大柴胡汤、茵陈蒿汤。

（3）黄带淋漓或尿频、尿急、尿痛，合猪苓汤。

【注意事项】本方久服，可能出现眼圈发黑或面色发青，停药后可消退。

090 栀子厚朴汤

经典的除烦方，传统的清热理气方，具有除烦热、消腹胀、通大便的功效。现代研究提示能抗抑郁、抗焦虑等。适用于以烦热、胸闷、腹胀为特征的疾病。

【经典配方】 栀子十四枚（擘），厚朴四两（炙，去皮），枳实四枚（水浸，炙令黄）。上三味，以水三升半，煮取一升半，去滓，分二服。温进一服，得吐者，止后服。(《伤寒论》)

【经典方证】 心烦、腹满、卧起不安者。(79)

【推荐处方】 山栀子15g，厚朴15g，枳壳15g。以水1000mL，煮取汤液300mL，分2次温服。

【方证提要】 心烦、腹满者。

【适用人群】 营养状况较好，眉头紧锁，眼睑充血，语速快，声音响亮，咽喉充血，唇红，舌尖红，舌苔满布，黏腻；莫名烦躁，起坐不安，胸中窒闷堵塞感，或有灼热疼痛，或咳喘；腹胀腹痛。腹部按之充实，叩之有鼓声，大多伴有胃痛腹胀、嘈杂易饥饿，食欲不振、便秘。

【适用病症】 首先推荐以下病症符合上述人群特征者使用本方，亦可基于循证医学证据辨病使用本方：

（1）以烦躁、失眠为表现的疾病，如焦虑症、抑郁症、神经症、睡眠障碍、精神分裂症、老年性痴呆、更年期综合征。

（2）以胸痛为表现的疾病，如急性食道黏膜损伤、食道炎、急慢性胃炎、胆囊炎、胆道感染。

（3）以胸闷咳喘为表现的疾病，如慢性支气管炎、支气管哮喘等。

【加减与合方】

（1）胸闷烦躁、多汗者，加连翘30g。

（2）胸闷、气喘、腹胀、腹痛者，合半夏厚朴汤。

（3）上腹部满痛、呕吐者，合大柴胡汤。

（4）睡眠障碍、眩晕、心悸、易惊恐者，合温胆汤。

（5）黄疸者，合茵陈蒿汤。

【注意事项】

（1）本方久服，可能导致眼圈发黑或面色发青，停服后可消退。

（2）有报道称，栀子内服出现荨麻疹或粟粒样丘疹的过敏反应。

（3）有服用本方发生肝功能损伤的报道，主要与方中栀子中的京尼平苷在肝细胞中蓄积有关。[832]

091 竹叶石膏汤

经典的温热病后期的调理方，传统的清热养阴方，具有退虚热、增体重、止汗、止呕、止咳、止渴等功效。适用于以羸瘦、食欲不振、低热持续、多汗为特征的疾病。

【经典配方】竹叶二把，石膏一斤，半夏半升（洗），麦门冬一升（去心），人参二两，甘草二两（炙），粳米半升。上七味，以水一斗，煮取六升，去滓，内粳米，煮米熟，汤成，去米。温服一升，日三服。(《伤寒论》)

【经典方证】伤寒解后，虚羸少气，气逆欲吐。（397）

【推荐处方】竹叶15g，生石膏30g，清半夏10g，麦门冬30g，生晒参10g，炙甘草10g，粳米30g。以水1000mL，前6味药先煮30分钟后，去药滓，再入粳米，煮至米熟，去米，取汤液300mL，分2～3次温服。

【方证提要】低热持续，虚羸少气，气逆欲吐者。

【适用人群】消瘦、面色苍白，腹壁菲薄，脉数无力；发热或不发热，但有多汗、口渴、口舌干燥，舌苔少；食欲差，食量不大，或有干呕。大便干结，小便黄；大多是发热性疾病的后期，或是肿瘤消耗、营养不良者。

【适用病症】首先推荐以下病症符合上述人群特征者使用

本方，亦可基于循证医学证据辨病使用本方：

（1）以低热、口干为表现的疾病，如热性疾病的恢复期低热、小儿夏季厌食低热、瘦弱体质的肺炎、瘦人反复发作的口腔溃疡（B）[833]、肿瘤放疗化疗后的低热口干舌燥、放射性食道炎（B）[834]。

（2）以消瘦、肌肉萎缩为表现的疾病，如运动神经元病、多发性硬化症、脊髓炎、帕金森病以及肿瘤晚期等。

【加减与合方】

（1）肿瘤后消瘦贫血者，合炙甘草汤。

（2）出血者，加阿胶10g，生地黄30g。

（3）便秘、口干、咽干者，加玄参15g。

（4）肌肉萎缩，舌颤肉抖者，合生地黄20g，阿胶10g，龟甲15g，牡蛎20g等。

【注意事项】

（1）本方的粳米，有养胃止渴的功效。同时，与米同煎，黏稠的米汤有助于石膏微细颗粒悬浮，增加汤中无机元素的含量。

（2）舌淡，大便不成形者慎用。

附录一　黄煌经验方

● 01 八味解郁汤

四逆散与半夏厚朴汤的合方，情志病方，具有理气解郁的功效。适用于以四肢冷、咽喉有异物感、腹胀为特征的患者。

【处方】柴胡 15g，白芍 15g，枳壳 15g，生甘草 5g，姜半夏 15g，厚朴 15g，茯苓 15g，苏梗 15g。以水 1100mL，煮取汤液 300mL，分 2～5 次温服。

【适用人群】形体中等或偏瘦，脸色偏黄，缺乏光泽，手足常冷，两肋弓下肌紧张；大多血压偏低，生性敏感，办事谨慎，平时非常关心自己的身体，忌口讲究，但症状甚多；情绪低落，胸闷不舒，咽喉异物感，易恶心呕吐，易腹胀腹痛腹泻，矢气后方觉舒适，或头痛，或失眠；女性经前乳胀、痛经等；舌苔黏腻满布。

【适用病症】抑郁症、焦虑症、胃神经官能症、心脏神经官能症、神经性呕吐、神经性尿频、神经性皮炎、肠易激综合征、心因性勃起功能障碍、更年期综合征、癔病、癫痫、震颤麻痹、血管神经性头痛、痛经、慢性尿路感染、咽喉炎、扁桃体炎、食管炎、喉源性咳嗽、急慢性支气管炎、急慢性胆囊炎、胆结石、急慢性胃肠炎、胃下垂、功能性消化不良、肋间神经痛、肋软骨炎、泌尿系结石等。

● 02 八味除烦汤

半夏厚朴汤与栀子厚朴汤的加味方，情志病方，具有清热除烦的功效。适用于以胸闷、烦躁、舌红苔腻为特征的患者。

【处方】山栀子15g，黄芩10g，连翘15g，枳壳15g，姜半夏15g，茯苓15g，厚朴15g，苏梗15g。以水1100mL，煮取汤液300mL，分2~5次温服。

【适用人群】面容滋润，眉头紧皱，眨眼频繁，唇红，咽红，眼睑充血；主诉以失眠、胸闷、腹胀为多，易烦躁、焦虑、出汗，头昏痛，易咽痛、鼻衄、小便涩痛；舌尖红点，舌苔多黏腻，脉多滑数。

【适用病症】焦虑症、强迫症、抑郁症、更年期综合征、血管神经性头痛、痛经、痤疮、咽喉炎、扁桃体炎、食管炎、急慢性胃肠炎、喉源性咳嗽、急慢性支气管炎、支气管哮喘、灼口综合征、小儿厌食、小儿过敏性紫癜等。

【注意事项】山栀子、黄连等含有天然色素，多服后可能导致眼圈发黑，停药后即可好转。

● 03 八味活血汤

四逆散的加味方，血府逐瘀汤的减味方，情志病方，具有理气活血的功效。适用于胸痛、头痛、四肢冷、舌紫黯为特征的患者。

【处方】柴胡 15g，白芍或赤芍 15g，枳壳 15g，生甘草 10g，当归 15g，川芎 15g，桃仁 15g，红花 10g。以水 1100mL，煮取汤液 300mL，分 2~3 次温服。

【适用人群】面色发青或发黯，或有黄褐斑，肌肉坚紧，皮肤干燥或起鳞屑，唇色黯红，舌质黯紫；常胸闷不适，情绪不稳定，入睡困难，两胁下按压有疼痛感，容易顽固性痉挛性疼痛，特别是胸痛，或头痛，或腹胀痛，或腰痛等；女性常有月经不调，量少，经前乳房胀痛，痛经等。

【适用病症】抑郁症、焦虑症、神经症、顽固性失眠、血管神经性头痛、高血压、脑动脉硬化性头痛、外伤性头痛、脑震荡后遗症头痛、偏头痛、癫痫、冠心病心绞痛、肺心病、胸膜炎、肋软骨炎、胸部外伤、肋间神经痛、胃神经症、胃溃疡、肠痉挛、粘连性肠梗阻、顽固性呃逆、磨牙、神经性呕吐、慢性肝炎、肝硬化、脾肿大、脑梗死、皮肤病、动脉炎、静脉炎、眼底出血、视网膜静脉周围炎、视网膜静脉血栓形成等。

【注意事项】体质虚弱、腹泻者当慎用，如错用本方，会出现疲劳乏力感。

● 04 八味通阳汤

五苓散与半夏厚朴汤的合方，消化道疾病方以及代谢疾病方，具有通阳理气的功效。适用于口渴、小便不利、咽喉异物感、舌舌胖大苔白腻的患者。

【处方】白术 15g，茯苓 15g，猪苓 15g，泽泻 15g，桂枝 15g，厚朴 15g，苏梗 15g，姜半夏 15g。以水 1100mL，煮取汤液 300mL，分 2~3 次温服。

【适用人群】浮肿貌，舌胖大，舌苔白腻，皮肤湿润多汗，大便不成形，腹胀，恶心呕吐，咽喉有异物感或痰多者。

【适用病症】胃肠型感冒、肠炎、湿疹、皮炎、脂肪肝、痛风、眩晕症等。

● 05 四味健步汤

晚期糖尿病方，具有血管保护、养阴活血的功效。适用于下肢周围血管疾病以及血栓性疾病。

【处方】赤芍 30g，石斛 30g，怀牛膝 30g，丹参 20g。以水 1100mL，煮取汤液 300mL，分 2～3 次温服。

【适用病症】糖尿病足、糖尿病肾病、下肢静脉血栓，以及下肢骨折等引起的腰痛无力、下肢疼痛、麻木、抽筋、浮肿等。

【加减与合方】

（1）形体消瘦、脚抽筋、大便干结者，合芍药甘草汤。

（2）形体肥胖、腹软、四肢麻木、多汗而浮肿者，合黄芪桂枝五物汤。

（3）下肢皮肤干燥如蛇皮、血栓形成者，合桂枝茯苓丸。

【注意事项】本方为活血化瘀方，主治以腰部以及下肢疼痛为特征的瘀血性疾病。无瘀血者慎用。

● 06 止痉散

神经科疾病用方，具有解痉止痛的功效。适用于各种抽动类的疾病。

【处方】姜半夏：天麻：蜈蚣：全蝎 =2：2：1：1，打粉，装胶囊，每次 3g，每日 2 次。

【适用病症】癫痫、面肌痉挛、小儿脑瘫、小儿多动症、脑胶质细胞瘤等以抽动为特征的疾病。

【加减与合方】

（1）癫痫、脑胶质细胞瘤者，合柴胡加龙骨牡蛎汤。

（2）面肌痉挛者，合温胆汤、柴胡加龙骨牡蛎汤。

（3）小儿多动症、脑瘫者，合温胆汤。

【注意事项】 蜈蚣、全蝎可能引起过敏反应，如出现当停药观察。

● 07 更年方

桂枝加龙骨牡蛎汤的加味方，更年期调理方，具有温阳安神的功效。适用于更年期女性的多汗、关节痛、失眠等。

【处方】 制附子 10g，桂枝 15g，白芍 15g，炙甘草 5g，龙骨 15g，牡蛎 15g，仙灵脾 15g，巴戟天 15g，生姜 15g，红枣 20g。以水 1100mL，先煎附子 30 分钟，再入他药，煮取汤液 300mL，分 2~3 次温服。

【适用人群】 面色黄黯、精神萎靡、易疲倦、关节冷痛、心慌、烘热多汗、睡眠障碍、脉沉者。

【适用病症】 更年期综合征、卵巢早衰、月经稀少或闭经等。

【加减与合方】

（1）头晕、浮肿者，合真武汤。

（2）月经不调、面目及下肢浮肿、便秘者，合当归芍药散。

（3）面黄、浮肿、恶寒、无汗、易疲倦者，合麻黄附子甘草汤。

【注意事项】满面红光、脉浮滑者慎用。

● 08 生血汤

芍药甘草汤与二至丸的加味方，血液病方，具有养血止血的功效。适用于全血减少者。

【处方】白芍 15g，甘草 5g，女贞子 15g，墨旱莲 15g，枸杞子 15g，山药 15g，阿胶 10g，生地 15g，麦门冬 20g。以水 1100mL，煮取汤液 300mL，化入阿胶，分 2～3 次温服。

【适用病症】贫血以及肿瘤放化疗以后的红细胞、白细胞、血小板降低者。也可以用于须发早白、干枯、脱发等。

【注意事项】如腹胀、舌苔厚者，去阿胶、生地、麦门冬。

● 09 退热汤

小柴胡汤的加减方，病毒性感冒方，具有辛凉退热发汗的功效。适用于上呼吸道感染、汗出而热不退者。

【处方】柴胡 40g，黄芩 15g，生甘草 10g，连翘 50g。以水 1300mL，煮取汤液 500mL，每次服 100～150mL，每 2～3 小时 1 次。儿童减半。

【适用病症】病毒性感冒的持续性发热，汗出不畅，面红身热，或咽喉痛，或咳嗽，或头痛等。

【注意事项】如汗出热退，即可停服。如服药 3 次，仍然不得大汗，则要改方。

● 10 桂苓加大黄牛膝方

桂枝茯苓丸加味方，瘀血病方，具有活血化瘀攻下的功效。适用于妇科病见瘀血者。

【处方】桂枝 15g，茯苓 15g，赤芍 15g，丹皮 15g，桃仁 15g，怀牛膝 30g，制大黄 10g。以水 1100mL，煮取汤液 300mL，分 2～3 次温服。

【适用人群】月经稀发或闭经、漏下、痛经，其人面黯红、烦躁不安、便秘、腰腿痛、小腹部充实压痛者。

【适用病症】子宫内膜增生、子宫腺肌症、痛经、闭经、多囊卵巢综合征、卵巢早衰、经期过长、盆腔炎等。

● 11 柴归汤

小柴胡汤与当归芍药散的合方，妇人病方，具有调气血、祛风湿、除寒热的功效。适用于自身免疫性疾病、内分泌疾病以及女性体质的调理。

【处方】柴胡 15g，黄芩 5g，姜半夏 10g，党参 10g，炙甘草 5g，当归 10g，川芎 15g，白芍 30g，白术 15g，茯苓 15g，泽泻 15g，干姜 10g，红枣 20g。以水 1200mL，煮取汤液 300mL，每次服 150mL，每剂服 1~2 天。

【适用人群】中年女性多见；其人多见脸色黄，疲劳感明显，情绪低落或抑郁；怕冷怕风，身痒痛，面部或两下肢轻微浮肿，月经量少或闭经，性欲减退者。

【适用病症】桥本病、自身免疫性肝病、类风湿关节炎、风湿性多肌痛、慢性荨麻疹、免疫性不孕、红斑狼疮、黄褐斑、湿疹等。

【注意事项】

（1）有过敏现象，或头痛肢体麻木、疼痛者，加荆芥 15g，防风 15g。

（2）如腹泻者，白芍减量。

（3）此方可以采用一剂服两天或者隔日服用的办法，一般服用 2~3 个月。

● 12 半张防风通圣散

防风通圣散的加减方，皮肤病方，具有清热散风的功效。适用于顽固性皮肤瘙痒性疾病。

【处方】生麻黄 10g，生石膏 30g，制大黄 10g，生甘草 5g，荆芥 15g，防风 15g，连翘 30g，薄荷 10g，杏仁 15g，桔梗 10g。以水 1100mL，煮取汤液 300mL，每次服 150mL，每日分 2~3 次服完，以餐后服用为好。如儿童当减为 1/3 量，或每次仅服用 30~50mL。

【适用病症】异位性皮炎、荨麻疹、日光性皮炎、接触性皮炎、湿疹等过敏性皮肤疾病。

【注意事项】本方不宜空腹服用。如药后腹泻，可减轻大黄用量。

● 13 葛根芩连加大黄肉桂方

葛根芩连汤加味方，糖尿病方，具有清热升清通阳的功效。适用于 2 型糖尿病。

【处方】葛根40g，黄连5～15g，黄芩15g，生甘草10g，制大黄10g，肉桂10g。以水1000mL，煮取汤液300mL，分2～3次温服。

【适用病症】2型糖尿病见口渴、善饥、疲乏、多汗者，或伴有心律不齐、血压、血脂、血黏度异常者。

【注意事项】

（1）腹泻者，大黄可适当减少用量。

（2）黄连的用量可以根据血糖高低做相应调整。

● 14 大黄甘草解毒汤

黄连解毒汤与大黄甘草汤的合方，口腔黏膜病方，具有清热解毒的功效。适用于黏膜红肿糜烂、脉滑数者。

【处方】黄连5g，黄芩15g，黄柏10g，栀子15g，大黄10g，生甘草20g。以水1000mL，煮取汤液300mL，分2～3次温服。

【适用人群】体格壮实、面红油亮、口苦口干口臭、怕热汗多、心烦难眠、黏膜充血糜烂红肿、唇红舌红、脉滑或数者。

【适用病症】口腔扁平苔藓、良性黏膜类天疱疮、白塞病、复发性口腔溃疡、牙周炎、牙龈炎、糖尿病、肛肠病等。

【注意事项】本方极苦，中病即止。

● 15 三黄四逆汤

泻心汤与四逆汤的合方，寒体热病方，具有清上温下的功效。适用于以烦躁、出血、心下痞、口疮而腹泻、精神萎靡、舌淡、脉弱为特征的患者。

【处方】大黄10g，黄连5g，黄芩5g，制附片10g，干姜10g，炙甘草5g。以水1000mL，煮取汤液300mL，分2～3次温服。

【适用人群】中老年人多见。其人肤色黝黑或黄黯，食欲旺盛但易于腹胀、腹泻，舌胖大、脉沉弱。

【适用病症】上消化道出血、血小板减少性紫癜、再生障碍性贫血、鼻衄、心肌梗死、慢性胃炎、胃及十二指肠溃疡、高血压、中风、失眠、头痛、痤疮、口腔溃疡、多囊卵巢综合征等。

附录二 经方汤液煎煮法

经方最常用的剂型是汤液，也称为汤剂。汤剂的特点是便于吸收，取效快。急性病和发热性疾病，一般宜用汤剂。

汤剂煎煮的容器： 最好用砂锅、砂壶或搪瓷锅（陶土瓶）。煎煮前用凉水浸泡药材约 20 分钟，使水溶性成分析出至汤水中，同时能增加汤药的浓度。冬天可以用 20～30℃的温水浸泡，但不宜用开水浸泡，以免使某些植物细胞中的蛋白质受热凝固，或是部分高分子物质形成胶体，不利于有效成分析出。药材浸泡后，再以水浸过药材面 2～3cm 为佳；或用手轻轻摁住药材，水面刚好漫过手背。

煎药的水量应一次加足，不要中间加水，更不能把药煎干了再加水重煎。我们推荐一个家常煎药的加水量公式：加水量（mL）=600mL+1.5× 药材重量（g）+ 需要得到的汤液量（mL）。通俗的说法是：6 碗水煮取 2 碗汤液。但可以根据药材品种类别、重量和所需汤液量多少，或者根据医嘱，适量增减加水量。

煎煮方法： 文火煎煮，沸腾后30～40分钟为宜。目前常用的有两种煎煮方法：第一种是古典的煎法，即只煎煮 1 次，加水后小火煮沸，然后再煎煮 30～40 分钟，滤出药液，分

2～3次服用。这种煎煮法适合于治疗急性病和重病的药方，如桂枝汤、麻黄汤、大柴胡汤、大承气汤、理中汤等。第二种是后世的煎法，即煎煮2次。先煎30～40分钟，滤出药液后，加水再煎15分钟左右，滤出药液，把两次的药汁混合均匀，分2～3次服用。这种煎煮法适合于一些滋补性的药方，如炙甘草汤、温经汤等。

服用法： 急性病宜空腹服，慢性病宜在两餐之间服；实证宜饭前服，虚证宜饭后服；泻下药宜饭前服，发汗药饭后服。急性病每日3次以上，慢性病每日2次，也有一次或隔日或隔周服用的。

附录三　经方用量原则及折算法

经方的用量十分复杂，难以统一。其基本原则是：急性病及重症量宜大，慢性病量宜小；体质强健者量宜大，体弱者量宜小。此外，应重视经方的相对剂量，也就是药量的比例，而不拘泥于绝对剂量。

经方用量折算法如下：

重量：汉代六铢为一分，四分为一两，十六两为一斤。但在汉代重量折合公制的折算标准上，各位学者的认识悬殊较大。全国高等中医药院校规划教材主张以一两等于 3g 标准换算，而近现代学者中，有一两等于 8g、13.67464g、13.92g、14.1666g、15.625g 等考证结论。根据师徒相授的用药习惯，本人常按一两等于 5g 的标准进行换算。

容量：汉代十合为一升，十升为一斗。一升约等于公制的 200mL。本人常按一升等于 100mL 的标准换算。

实物称重（干品）：大附子 1 枚为 20～30g，半夏 1 枚约 2g，枳实 1 枚约 2g，枳壳 1 枚约 30g，栀子 1 枚约 1g，肥栀子 1 枚约 2g，杏仁 3 枚约 1g，栝楼实 1 枚约 50g，桃仁 3 枚约 1g，大枣 1 枚约 2g，石膏鸡子大约 50g。

特殊量具：1 方寸匕，草木药粉末约为 1g，矿物药粉末约为 2g。

附录四 常用经方推荐药物基原

	名称	来源	产地	性状
1	柴胡	伞形科植物柴胡的干燥根	内蒙古	以条粗长、须根少者为佳
2	黄芩	唇形科植物黄芩的干燥根	河北	以条长、质坚实、色黄者为佳
3	大黄	蓼科植物掌叶大黄、唐古特大黄的干燥根及根茎	青海	以个大、质坚实、气清香、味苦而微涩者为佳
4	制大黄	生大黄的炮制品	青海	
5	黄连	毛茛科植物黄连的干燥根茎	四川	以粗壮、坚实、断面皮部橙黄色、木部鲜黄色或橙黄色者为佳
6	关黄柏	芸香科植物黄檗的干燥树皮	吉林	以皮厚、断面色黄者为佳
7	栀子	茜草科植物栀子的干燥成熟果实	江西	以皮薄、饱满、色红黄者为佳
8	吴茱萸	芸香科植物石虎的干燥近成熟的果实	江西	以粒小、饱满坚实、色绿、香气浓烈者为佳

	名称	来源	产地	性状
9	连翘	木樨科植物连翘的干燥果实	山西	青翘以色较绿、不开裂为佳；老翘以色较黄、瓣大、壳厚者为佳
10	防风	伞形科植物防风的干燥根	东北及内蒙古	以条粗壮、断面皮部色浅黄、木部浅黄色者为佳
11	荆芥	唇形科植物荆芥的干燥地上部分	江苏	以色淡黄绿、穗长而密、香气浓者为佳
12	薄荷	唇形科植物薄荷的干燥叶	江苏	以叶子色绿深、气味浓者为佳
13	当归	伞形科植物当归的干燥根	甘肃	以主根粗长、油润、外皮色黄棕、断面黄白、气味浓郁者为佳
14	川芎	伞形科植物川芎的干燥根茎	四川	以个大、质坚实、断面黄白、油性大、香气浓者为佳
15	白芍	毛茛科植物芍药的干燥根	浙江	以根粗、坚实、无白心或裂隙者为佳
16	赤芍	毛茛科植物芍药的干燥根	内蒙古	以根粗壮、断面粉白色、粉性大者为佳

	名称	来源	产地	性状
17	白术	菊科植物白术的干燥根茎	浙江	以个大、质坚实、断面色黄白、香气浓者为佳
18	苍术	菊科植物茅苍术的干燥根茎	江苏	以个大、质坚实、断面朱砂点多、香气浓者为佳
19	桂枝	樟科植物肉桂的干燥嫩枝	广西	
20	肉桂	樟科植物肉桂的干燥树皮	广西	以不破碎、体重、外皮细、肉厚、断面色紫、油性大、香气浓厚、味甜辣、嚼之渣少者为佳
21	茯苓	多孔菌科真菌茯苓的干燥菌核	云南	以体重、质坚实及外皮色棕褐、纹细、无裂隙、断面白色细腻、黏牙力强者为佳
22	泽泻	泽泻科植物泽泻的干燥块茎	福建	以个大、色黄白、光滑、粉性足者为佳
23	石膏	硫酸盐类矿物硬石膏族石膏	湖北	以色白、块大、质松脆、纵断面如丝、无夹层、无杂石者为佳

	名称	来源	产地	性状
24	枳壳	芸香科植物酸橙及其栽培变种的干燥未成熟果实	江西	以外皮色棕褐、果肉厚、质坚硬、香气浓者为佳
25	枳实	芸香科植物酸橙及其栽培变种的干燥幼果	江西	以外表面黑绿色或暗棕绿色、质坚硬、气清香、味苦、微酸者为佳
26	炙甘草	豆科植物甘草的加工品	甘肃	
27	甘草	豆科植物甘草的干燥根	甘肃	以外皮细紧、色红棕、质坚实、体重、断面黄白色、粉性足、味甜者为佳
28	阿胶	脊索动物门哺乳纲马科动物驴的皮加工品	山东东阿	以色均、质脆、半透明、断面光亮、无腥气者为佳
29	半夏	天南星科植物半夏干燥块茎	四川	以色白、质坚实、粉性足者为佳
30	姜半夏	天南星科植物半夏的干燥块茎加工品	甘肃	

	名称	来源	产地	性状
31	党参	桔梗科植物党参的干燥根	山西	以条粗壮、质柔润、气味浓、嚼之无渣者为佳
32	麦门冬	百合科植物麦门冬的干燥块根	浙江	以个大、表面土黄色或黄白色、气微香、味微甘涩、嚼之微有黏性者为佳
33	熟地黄	玄参科干植物地黄的干燥块根的炮制加工品	河南	
34	地黄	玄参科干植物地黄的干燥块根	河南温县等	以块大、体重、断面乌黑色者为佳
35	牡丹皮	毛茛科植物丹皮的干燥根皮	安徽	以条粗长、皮厚、无木心、断面白色、粉性足、结晶多、香气浓者为佳
36	苦杏仁	蔷薇科植物山杏的干燥成熟种子	辽宁	以颗粒饱满、完整、味苦者为佳
37	五味子	木兰科植物五味子的干燥果实	辽宁	以粒大、果皮紫红、肉厚、柔润者为佳
38	桔梗	桔梗科干植物桔梗的燥根	安徽	以根肥大、色白、质坚实、味苦者为佳

	名称	来源	产地	性状
39	桃仁	蔷薇科植物桃的干燥成熟种子	四川	以颗粒饱满、均匀、完整者为佳
40	黄芪	豆科植物蒙古黄芪或膜荚黄芪的干燥根	山西	以条粗长、断面色黄白、味甜、有粉性者为佳
41	青皮	芸科果皮	浙江四川	
42	陈皮	芸香科植物橘及其栽培变种的干燥成熟果皮	广东	以瓣大、完整、颜色鲜、油润、质柔软、气浓、辛香、味稍甜后感苦辛者为佳
43	竹茹	禾本科植物淡竹、青竿竹、大头典竹等的茎秆除去外皮后刮出的中间层	湖南	以体轻松质柔韧、有弹性、气微、味淡者为佳
44	水蛭	环节动物门水蛭科动物蚂蟥、水蛭的干燥全体	河北	以体小、条整齐、黑褐色、无杂质者为佳
45	怀牛膝	苋科植物牛膝的干燥根	河南	以根长、肉肥、皮细、黄白色者为佳
46	丹参	唇形科植物丹参的干燥根及根茎	安徽或山东	以条粗壮、紫红色者为佳

	名称	来源	产地	性状
47	茵陈	菊科植物滨蒿或茵陈蒿的干燥地上部分	甘肃	以质嫩、软绵、色灰白、香气浓者为佳
48	麻黄	麻黄科植物麻黄、中麻黄或木贼麻黄的干燥草质茎	内蒙古	以干燥、茎粗、淡绿色、味苦涩者为佳
49	沙炒附片	毛茛科植物乌头子根的加工品	四川	以个大、厚薄均匀、质脆、表面淡黄色者为佳
50	干姜	姜科植物姜的干燥根茎	四川	以质坚实、断面色黄白、粉性足、气味浓者为佳
51	细辛	马兜铃科植物北细辛、汉城细辛的干燥根	辽宁	以根灰黄、干燥、味辛辣而麻舌者为佳
52	猪苓	多孔菌科植物猪苓的干燥菌核	陕西	以个大、皮黑、肉白、体较重者为佳
53	红花	菊科植物红花的干燥花	河南	以花冠色红而鲜艳、无枝刺、质柔润、手握软如茸毛者为佳
54	滑石	硅酸盐类滑石族滑石	山东	以色白、滑润者为佳

	名称	来源	产地	性状
55	葛根	豆科植物野葛的干燥根	湖南	以质韧、纤维性强、气微、味微甜者为佳
56	白芷	伞形科植物白芷的干燥根	河南	以条粗壮、体重、粉性足、香气浓郁者为佳
57	芒硝	硫酸盐类芒硝族矿物芒硝的加工品	安徽	以无色、透明、呈长条棱柱结晶者为佳
58	厚朴	木兰科植物厚朴及凹叶厚朴的干燥干皮、枝皮和根皮	四川	以皮厚、肉细、油性足、内表面紫棕色且有发亮结晶物、香气浓者为佳
59	苏梗	唇科干燥茎	湖北	
60	知母	百合科植物知母的干燥根茎	河北	以条肥大、质硬、断面黄白者为佳
61	龙骨	哺乳动物化石	山西	以色黄、光亮、质松脆者为佳
62	牡蛎	软体动物门牡蛎科动物长牡蛎、大连湾牡蛎的贝壳	山东	以个大、整齐、质坚、内面光洁、色白者为佳

	名称	来源	产地	性状
63	天花粉	葫芦科植物栝楼的干燥根	河南	以色白、质坚实、粉性足者为佳
64	红枣	鼠李科干燥果实	山东	
65	人参	五加科植物人参的干燥根及根茎	吉林	以条粗、质硬、完整者为佳
66	山药	薯蓣科植物薯蓣的干燥根茎	河南	以质坚实、粉性足、色白者为佳
67	紫苏梗	唇形科植物紫苏的干燥茎	江苏	以外皮紫棕、有香气者为佳
68	酸枣仁	鼠李科植物酸枣的干燥成熟种子	河北	以粒大、饱满、完整、有光泽、外皮红棕色、无核壳者为佳

说明：中药饮片均采用选装货规格，没有注明炮制名称的均为生品，请严格按照中药饮片质量标准要求采购。

附录五　常见疾病用方经验提示

● 01 精神神经系统疾病

抑郁症： 柴胡加龙骨牡蛎汤、小柴胡汤、大柴胡汤、四逆散、补中益气汤、半夏厚朴汤、桃核承气汤、麻黄附子细辛汤、甘麦大枣汤、酸枣仁汤、泻心汤、栀子厚朴汤。

焦虑症： 温胆汤、半夏厚朴汤、甘麦大枣汤、酸枣仁汤、柴胡桂枝干姜汤。

创伤后应激障碍： 温胆汤、柴胡加龙骨牡蛎汤、甘麦大枣汤、酸枣仁汤。

神经症： 半夏厚朴汤、温胆汤、八味除烦汤、八味解郁汤、四逆散、甘麦大枣汤、酸枣仁汤、柴胡桂枝干姜汤、五积散。

失眠症： 柴胡加龙骨牡蛎汤、四逆散、血府逐瘀汤、桂枝茯苓丸、桂枝加葛根汤、桂枝加龙骨牡蛎汤、温胆汤、黄连汤、黄连阿胶汤、泻心汤、真武汤、麻黄附子细辛汤。

精神分裂症： 温胆汤、柴胡加龙骨牡蛎汤、桃核承气汤、甘麦大枣汤。

脑出血、蛛网膜下腔出血： 泻心汤、黄连解毒汤、大柴胡汤。

脑血栓：桂枝茯苓丸、桃核承气汤、下瘀血汤、柴胡加龙骨牡蛎汤、血府逐瘀汤、葛根汤、黄芪桂枝五物汤、续命汤。

脑损伤：柴胡加龙骨牡蛎汤、泻心汤、风引汤、续命汤。

多发性硬化：竹叶石膏汤、芍药甘草汤、麦门冬汤、柴胡加龙骨牡蛎汤、风引汤。

癫痫：柴胡加龙骨牡蛎汤、桂枝加龙骨牡蛎汤、风引汤、小建中汤、温胆汤、止痉散。

帕金森病：柴胡加龙骨牡蛎汤、麻黄附子细辛汤、真武汤、温胆汤、续命汤。

老年性痴呆：当归芍药散、柴胡加龙骨牡蛎汤、薯蓣丸。

醉酒：五苓散、黄连汤、葛根汤、麻黄汤。

神经痛：芍药甘草汤、四逆散、血府逐瘀汤、麻黄附子细辛汤、大黄附子汤、黄芪建中汤、桂枝加制附子汤、当归四逆汤、真武汤、大柴胡汤、荆芥连翘汤。

面神经麻痹：葛根汤、小柴胡汤、麻黄附子细辛汤、黄芪桂枝五物汤、桂枝加葛根汤。

肌萎缩：炙甘草汤、薯蓣丸、白虎汤、竹叶石膏汤。

头痛：麻黄附子细辛汤、大柴胡汤、小柴胡汤、四逆散、荆芥连翘汤、泻心汤、柴胡加龙骨牡蛎汤、温胆汤、半夏厚朴汤、酸枣仁汤、白虎汤、五苓散、大承气汤、桃核承气汤、吴茱萸汤。

眩晕： 温胆汤、五苓散、当归芍药散、大柴胡汤、苓桂术甘汤、真武汤、泻心汤。

● 02 内分泌代谢病

糖尿病： 白虎汤加人参、葛根芩连汤、黄连汤、桂枝汤、肾气丸、济生肾气丸、乌梅丸、黄芪桂枝五物汤、桂枝茯苓丸、四味健步汤。

高黏血症： 桂枝茯苓丸、泻心汤、大柴胡汤、黄连解毒汤。

高脂血症： 大柴胡汤、桂枝茯苓丸、五苓散。

痛风： 五苓散、大黄附子汤、桂枝茯苓丸、栀子柏皮汤、黄连解毒汤、桂枝芍药知母汤、白术附子汤、防己黄芪汤、越婢加术汤等。

特发性水肿： 防己黄芪汤、五苓散、越婢汤。

单纯性肥胖： 五苓散、越婢加术汤、五积散、防己黄芪汤、防风通圣散、大柴胡汤、温胆汤。

消瘦： 小建中汤、炙甘草汤、竹叶石膏汤、薯蓣丸。

甲减： 真武汤、小建中汤、大柴胡汤。

甲亢： 白虎汤、小柴胡汤、柴胡加龙骨牡蛎汤、炙甘草汤。

● 03 肿瘤

肿瘤体质调理：小柴胡汤、五苓散、四逆散、半夏厚朴汤、当归芍药散、桂枝汤、小建中汤、薯蓣丸、补中益气汤、黄芩汤。

肿瘤化疗后腹泻：五苓散、附子理中汤、黄芩汤、白头翁汤。

肿瘤消瘦：炙甘草汤、薯蓣丸、十全大补汤。

肿瘤贫血：炙甘草汤、薯蓣丸、生血汤、十全大补汤。

肿瘤剧痛：大黄附子汤、附子泻心汤、温脾汤、麻黄附子细辛汤、柴胡加龙骨牡蛎汤。

肿瘤术后食欲不振：小柴胡汤、五苓散、桂枝汤、附子理中汤、麦门冬汤、六君子汤、薯蓣丸。

放射性肠炎膀胱炎：猪苓汤、黄芩汤、白头翁汤。

乳腺癌服用雌激素抑制剂后：五苓散。

结肠癌：黄芩汤、白头翁汤、温脾汤。

妇科肿瘤：白头翁汤、黄芩汤、柴苓汤、黄连解毒汤。

● 04 感冒

普通发热：小柴胡汤、葛根汤、退热汤、桂枝汤。

高热无汗：麻黄汤、大青龙汤、大柴胡汤。

汗出热不退：大柴胡汤、白虎汤、桂枝加制附子汤、真武汤。

疲劳感明显：麻黄附子细辛汤。

腹泻：葛根芩连汤、柴苓汤、五积散。

咳嗽气喘：麻杏甘石汤。

皮疹关节痛：柴胡桂枝汤、小柴胡汤。

虚体经常感冒：桂枝汤、小柴胡汤、玉屏风散、补中益气汤、薯蓣丸、柴胡桂枝干姜汤。

● 05 呼吸系统疾病

支气管炎：小柴胡汤、半夏厚朴汤、麻杏甘石汤、小陷胸汤、小青龙汤、四逆散。

支气管哮喘：大柴胡汤、小柴胡汤、半夏厚朴汤、麻杏甘石汤、小青龙汤、桂枝茯苓丸、排脓散、芍药甘草汤、四逆散、小陷胸汤、栀子厚朴汤。

肺炎：麻杏甘石汤、大柴胡汤、小柴胡汤、栀子厚朴汤、小青龙汤。

肺部感染：大柴胡汤、栀子厚朴汤、小陷胸汤、小柴胡汤。

肺结核：小柴胡汤、柴胡桂枝干姜汤、柴胡加龙骨牡蛎汤、荆芥连翘汤、薯蓣丸。

慢性阻塞性肺病： 桂枝茯苓丸、肾气丸、大柴胡汤、小陷胸汤、排脓散、小青龙汤、枳实薤白桂枝汤。

支气管扩张出血： 泻心汤、黄连解毒汤。

● 06 消化系统疾病

慢性胃炎、胃溃疡： 半夏泻心汤、甘草泻心汤、黄连汤、四逆散、半夏厚朴汤、小建中汤、黄芪建中汤、大柴胡汤、小柴胡汤、泻心汤、附子泻心汤、三黄四逆汤、理中汤、附子理中汤、温经汤。

胃下垂： 茯苓饮、苓桂术甘汤、真武汤、枳术汤、四逆散。

胃食管反流、贲门失弛缓症： 大柴胡汤、半夏泻心汤、黄连汤、吴茱萸汤、半夏厚朴汤、茯苓饮、五苓散。

上消化道出血： 泻心汤、附子理中汤、附子泻心汤、三黄四逆汤。

肠道易激综合征： 四逆散、半夏厚朴汤、柴胡加龙骨牡蛎汤、柴胡桂枝干姜汤、大柴胡汤、栀子厚朴汤、乌梅丸。

溃疡性结肠炎、克罗恩病： 乌梅丸、黄连汤、甘草泻心汤、白头翁汤、黄芩汤。

肠梗阻、肠粘连： 大承气汤、大柴胡汤、大黄附子汤、大建中汤、小建中汤、温脾汤。

脂肪肝： 五苓散、桂枝茯苓丸、大柴胡汤、附子理中汤。

肝炎： 小建中汤、芍药甘草汤、小柴胡汤、当归芍药散、五苓散、真武汤、茵陈蒿汤。

胰腺炎： 大柴胡汤、小建中汤。

胆囊炎、胆结石： 大柴胡汤、四逆散、茵陈蒿汤、柴胡桂枝干姜汤、柴胡桂枝汤、乌梅丸。

黄疸： 茵陈蒿汤、四逆汤加茵陈蒿、五苓散加茵陈蒿、芍药甘草汤、小建中汤、五苓散、小柴胡汤、当归芍药散。

呕吐： 半夏厚朴汤、温胆汤、半夏泻心汤、小柴胡汤、黄连汤、吴茱萸汤、苓桂术甘汤、五苓散、大半夏汤、麦门冬汤。

便秘： 大承气汤、桃核承气汤、温脾汤、芍药甘草汤、小建中汤、炙甘草汤、桂枝茯苓丸、当归芍药散、防风通圣散、大柴胡汤、小柴胡汤、柴胡加龙骨牡蛎汤、麻子仁丸。

腹泻： 五苓散、理中汤、附子理中汤、四逆汤、葛根芩连汤、小柴胡汤、黄连汤、甘草泻心汤、乌梅丸、四逆散、半夏厚朴汤。

● **07 循环系统疾病**

心脏病： 桂枝茯苓丸、桂枝加龙骨牡蛎汤、黄芪桂枝五物汤、黄连汤、附子理中汤、苓桂术甘汤、苓桂味甘汤。

心律不齐：桂枝加龙骨牡蛎汤、柴胡加龙骨牡蛎汤、柴胡桂枝干姜汤、温胆汤、酸枣仁汤、黄连阿胶汤。

心衰：四逆汤、真武汤、桂枝茯苓丸、桂枝加龙骨牡蛎汤、生脉散、苓桂味甘汤、枳术汤。

高血压：大柴胡汤、黄连解毒、泻心汤、温胆汤、真武汤、黄芪桂枝五物汤、柴胡加龙骨牡蛎汤、桂枝加葛根汤。

脑梗死：葛根汤、桂枝茯苓丸、柴胡加龙骨牡蛎汤、麻黄汤、黄连解毒汤、泻心汤、血府逐瘀汤。

● **08 血液病**

血小板减少性紫癜：黄连阿胶汤、黄连解毒汤、泻心汤、白虎汤、犀角地黄汤。

血小板增多症：大黄䗪虫丸、桂枝茯苓丸、黄芩汤、小柴胡汤。

贫血：十全大补汤、炙甘草汤、薯蓣丸、当归芍药散、玉屏风散、黄芪建中汤、猪苓汤、生血汤。

多发性骨髓瘤：黄芪桂枝五物汤、玉屏风散、真武汤。

慢性淋巴细胞性白血病：柴苓汤。

血友病：黄连解毒汤、白虎汤、泻心汤。

● 09 泌尿系统疾病

肾病： 麻黄连翘赤小豆汤、越婢加术汤、黄芪桂枝五物汤、桂枝茯苓丸、肾气丸、真武汤、小柴胡汤、当归芍药散、四味健步汤。

肾功能不全： 桃核承气汤、桂枝茯苓丸、黄芪桂枝五物汤、真武汤、济生肾气丸、温脾汤。

膀胱炎： 猪苓汤、四逆散、栀子柏皮汤、白头翁汤。

神经性尿频： 四逆散、半夏厚朴汤、桂枝加龙骨牡蛎汤、八味除烦汤。

尿失禁： 甘姜苓术汤、当归芍药散、真武汤、葛根汤、麻杏甘石汤、桂枝加龙骨牡蛎汤、补中益气汤、肾气丸。

尿道结石： 四逆散、猪苓汤、麻黄附子细辛汤、大柴胡汤。

● 10 自身免疫性疾病

红斑狼疮： 荆芥连翘汤、小柴胡汤、黄芩汤。

桥本病： 小柴胡汤、当归芍药散、柴归汤、真武汤。

干燥综合征： 柴苓汤、黄连阿胶汤。

雷诺病： 当归四逆汤、柴归汤。

● 11 骨关节病

颈椎病： 葛根汤、桂枝加葛根汤、黄芪桂枝五物汤、柴胡桂枝汤、葛根芩连汤。

腰腿痛： 芍药甘草汤、桂枝加制附子汤、桂枝茯苓丸、桃核承气汤、下瘀血汤、黄芪桂枝五物汤、四味健步汤、麻黄附子细辛汤、甘姜苓术汤、肾气丸、真武汤。

肩周炎： 桃核承气汤、桂枝茯苓丸、柴胡桂枝汤、大柴胡汤。

膝关节痛： 麻黄加术汤、越婢加术汤、防己黄芪汤、桂枝茯苓丸。

晨僵： 小柴胡汤、黄芩汤、栀子柏皮汤。

关节肿大： 桂枝芍药知母汤。

● 12 外科疾病

阑尾炎： 大黄牡丹皮汤、薏苡附子败酱散、排脓散、桃核承气汤。

急性乳腺炎： 大柴胡汤、小陷胸汤、麻黄汤、葛根汤、四逆散。

下肢静脉血栓： 桂枝茯苓丸、四味健步汤、芍药甘草汤、下瘀血汤。

下肢静脉曲张： 桂枝茯苓丸。

皮肤溃疡： 桂枝汤、黄芪建中汤、当归四逆汤、桂枝茯苓丸。

● **13 男科疾病**

阳痿早泄： 桂枝加龙骨牡蛎汤、柴胡加龙骨牡蛎汤、黄连汤、桂枝茯苓丸、五苓散、肾气丸、甘姜苓术汤、四逆散、芍药甘草汤、四逆汤、当归四逆汤、真武汤、泻心汤。

男子不育： 桂枝加龙骨牡蛎汤、补中益气汤、肾气丸。

前列腺炎： 猪苓汤、栀子柏皮汤、黄连解毒汤、柴胡加龙骨牡蛎汤、白头翁汤。

前列腺增生： 桂枝茯苓丸、肾气丸。

睾丸炎： 桃核承气汤、桂枝茯苓丸、当归四逆汤、大黄附子汤。

精索静脉曲张： 桂枝茯苓丸、大黄䗪虫丸、当归四逆汤。

● **14 妇科疾病**

多囊卵巢综合征： 葛根汤、桂枝茯苓丸、桃核承气汤、当归芍药散、附子泻心汤、防风通圣散、五积散。

卵巢早衰： 温经汤、黄连阿胶汤、下瘀血汤、大黄䗪虫丸、桂枝茯苓丸。

不孕症： 温经汤、当归芍药散、当归生姜羊肉汤、桂枝茯苓丸、柴归汤、五积散、防风通圣散、荆芥连翘汤。

先兆流产： 黄连阿胶汤、黄芩汤、胶艾汤、当归散。

妊娠高血压： 当归芍药散、五苓散。

产后抑郁： 小柴胡汤、温胆汤。

恶露不尽： 桂枝茯苓丸、下瘀血汤、胶艾汤。

经前紧张综合征： 四逆散、血府逐瘀汤、八味活血汤、桃核承气汤、五苓散、桂枝茯苓丸。

痛经： 八味除烦汤、温经汤、葛根汤、芍药甘草汤、桂枝茯苓丸、黄芩汤、当归四逆汤。

月经过多： 黄连解毒汤、黄连阿胶汤、泻心汤、荆芥连翘汤、柴归汤、真武汤、胶艾汤、白虎汤、犀角地黄汤。

月经过少： 温经汤、柴归汤、桂枝茯苓丸、大黄䗪虫丸。

更年期综合征： 温经汤、桂枝加龙骨牡蛎汤、真武汤、柴胡加龙骨牡蛎汤、半夏厚朴汤、八味除烦汤、更年方。

女性性功能不良： 柴归汤、甘姜苓术汤、温经汤、葛根汤、当归芍药散。

● 15 肛肠病

痔疮： 桃核承气汤、桂枝茯苓丸、泻心汤、麻黄杏仁甘草石膏汤、大黄甘草解毒汤。

肛瘘： 黄连解毒汤、麻杏甘石汤、当归芍药散。

肛周脓肿： 桃核承气汤、大黄牡丹皮汤、薏苡附子败酱散。

脱肛： 当归芍药散、甘姜苓术汤、枳术汤、补中益气汤、桂枝茯苓丸、真武汤。

习惯性便秘： 芍药甘草汤、黄芩汤、桂枝茯苓丸、当归芍药散、四味健步汤。

● 16 皮肤病

过敏性紫癜： 小建中汤、小柴胡汤、荆芥连翘汤、八味除烦汤、半夏厚朴汤、犀角地黄汤。

银屑病： 桂枝茯苓丸、白虎汤、犀角地黄汤、黄连解毒汤、甘草泻心汤、黄芩汤、柴胡加龙骨牡蛎汤、麻黄汤、麻杏甘石汤、防风通圣散、桃核承气汤、大黄䗪虫丸。

湿疹皮炎： 半夏厚朴汤、甘草泻心汤、越婢加术汤、五苓散、大柴胡汤、小柴胡汤、半张防风通圣散、荆芥连翘汤、麻黄连翘赤小豆汤、白虎汤、温经汤、黄连阿胶汤。

毛囊炎：荆芥连翘汤、防风通圣散、黄连解毒汤、葛根汤、桂枝茯苓丸、桃核承气汤。

荨麻疹：防风通圣散、麻黄汤、麻黄连翘赤小豆汤、桂枝汤、小柴胡汤、柴胡桂枝汤、柴归汤、当归四逆汤。

脱发：泻心汤、桂枝茯苓丸、桂枝加龙骨牡蛎汤、桃核承气汤、薯蓣丸、柴胡加龙骨牡蛎汤、五苓散、柴归汤、黄连阿胶汤。

冻疮：当归四逆汤、桂枝汤。

痤疮：桂枝茯苓丸、葛根汤、荆芥连翘汤、防风通圣散、柴胡加龙骨牡蛎汤、麻杏甘石汤、温经汤、五积散。

类天疱疮：黄连解毒汤、大黄甘草解毒汤、甘草泻心汤。

● **17 儿科病**

小儿咳喘：小柴胡汤、桂枝汤、半夏厚朴汤、小青龙汤、麻杏甘石汤、小陷胸汤。

小儿发热：小柴胡汤、大柴胡汤、葛根汤、麻黄附子细辛汤、真武汤、白虎汤、竹叶石膏汤。

小儿消化不良：半夏厚朴汤、理中汤、六君子汤。

小儿厌食：半夏厚朴汤、小建中汤。

小儿腹泻：理中汤、附子理中汤、四逆汤、五苓散、小柴胡汤、半夏厚朴汤、葛根芩连汤。

小儿失眠：温胆汤、桂枝加龙骨牡蛎汤、柴胡加龙骨牡蛎汤、小建中汤。

小儿便秘：芍药甘草汤、小建中汤、小柴胡汤。

小儿多动症：温胆汤、甘麦大枣汤。

小儿癫痫：风引汤、柴胡加龙骨牡蛎汤、桂枝加龙骨牡蛎汤。

小儿发育不良：小建中汤、桂枝加龙骨牡蛎汤。

● **18 耳鼻喉科疾病**

虹膜炎：小柴胡汤、甘草泻心汤、荆芥连翘汤、麻杏甘石汤、大柴胡汤。

青光眼：大柴胡汤、五苓散、吴茱萸汤。

畏光：五苓散、当归芍药散、苓桂术甘汤。

视物模糊：桂枝加葛根汤、桂枝茯苓丸、黄芪桂枝五物汤、肾气丸、葛根芩连汤。

霰粒肿、结膜囊肿、翼状胬肉：麻杏甘石汤、桂枝茯苓丸、防风通圣散、越婢加术汤、桃核承气汤。

鼻炎、鼻窦炎：葛根汤、小青龙汤、麻黄附子细辛汤、玉屏风散、麻杏甘石汤、桂枝汤、桂枝加制附子汤、半夏厚朴汤、荆芥连翘汤、防风通圣散、小柴胡汤。

鼻衄：泻心汤、八味除烦汤、附子泻心汤。

突发性耳聋：葛根汤、麻黄附子细辛汤、桂枝加葛根汤。

中耳炎：荆芥连翘汤、小柴胡汤、栀子柏皮汤、五苓散。

急性咽炎：小柴胡汤、桔梗汤、附子理中汤。

慢性咽炎：半夏厚朴汤、桔梗汤、大柴胡汤。

失音：麻黄附子细辛汤、桔梗汤、小青龙汤、麻杏甘石汤、半夏厚朴汤。

● **19 口腔黏膜病**

口腔扁平苔藓：大黄甘草解毒汤、甘草泻心汤、五苓散、炙甘草汤。

复发性口腔溃疡：甘草泻心汤、炙甘草汤、黄连阿胶汤、温经汤、当归四逆汤。

白塞病：甘草泻心汤、黄连解毒汤。

手足口病：甘草泻心汤、小柴胡汤、续命汤、风引汤。

舌痛症：半夏厚朴汤、栀子厚朴汤、麻黄附子细辛汤、柴胡加龙骨牡蛎汤、温胆汤。

牙周炎：桂枝茯苓丸、附子理中汤、泻心汤、黄芩汤。

牙痛：麻黄附子细辛汤、桂枝茯苓丸、桃核承气汤、当归四逆汤。

口腔癌：炙甘草汤、大黄甘草解毒汤、薯蓣丸。

附录六　经方循证证据主要研究结果和参考文献

　　请用电子设备扫描下面的二维码进行查阅，其中每条文摘前面的序号与正文中的脚注号码相对应，以供查对。